「熟睡できる人」の習慣、ぜんぶ集めました。

工藤孝文［監修］
ホームライフ取材班［編］

青春新書
PLAYBOOKS

「熟睡できる人」の習慣をマネしたら、毎晩ぐっすり眠れる！

夜中に何度もトイレに起きたり、寝つくのに時間がかかったり、逆に早過ぎる時間に目が覚めたり。あるいは、忙しくて睡眠時間がしっかり取れなかったり……。よく眠れなかったとき、頭がボ～としたままで1日を過ごすのはつらい。慢性的な睡眠不足になると、生活習慣病や認知症などのリスクも高まってしまう。

寝不足で悩む人がいる一方、毎晩、熟睡する人もいる。眠れない人からすれば、うらやましい限り。よく眠るための秘訣をぜひ知りたい、と思うのではないか。

そこで本書では、「熟睡できる人」の生活を徹底的にリサーチ。朝までぐっすり眠るためのポイント、眠気を呼ぶ意外なコツ、眠れないときのとっておきの裏ワザ、快眠につながる朝・昼・夜の行動、眠くなる寝室の整え方などをじっくり調べ上げた。

ピックアップした122項目を実践すれば、夜が更けると自然と眠気が湧き、寝床に入ったらすぐに寝つけ、朝まで深い眠りを得られるようになるはず。ぐっすり深く眠って、気持ち良く目覚めるための参考書になれば幸いだ。

第1章 熟睡できる人の「朝まで眠れる習慣」、ぜんぶ集めました。

第2章 熟睡できる人の「寝つきが良くなる習慣」、ぜんぶ集めました。

第3章 熟睡できる人の「眠れないときの習慣」、ぜんぶ集めました。

第4章

熟睡できる人の「朝の習慣」、ぜんぶ集めました。

第5章 熟睡できる人の「昼の習慣」、ぜんぶ集めました。

第6章 熟睡できる人の「夜の習慣」、ぜんぶ集めました。

第7章 熟睡できる人の「寝室を整える習慣」、ぜんぶ集めました。

第8章 熟睡できない人の「眠れない習慣」、ぜんぶ集めました。

第1章

熟睡できる人の「朝まで眠れる習慣」、ぜんぶ集めました。

夜中にトイレに何度も起きる。
あるいは寝苦しくなったり、
悪夢を見たりして目が覚める…。
「熟睡できる人」は、
そんなトラブルと縁がない！

朝まで起きずに眠れる人は、寝床に入る1時間前に〝アレ〟を済ませている

寝る前にコップ1杯の水を飲むと健康にいい、と聞いたことがあるのではないか。手軽にできるので、実行している人も多そうだ。ある意味では正しい健康法だが、朝までぐっすり眠るためにはおすすめできない。

寝る前の水分補給が大切なのは、眠っているときに大量の汗をかくからだ。季節や寝室環境の違い、それに個人差もあるが、補給しておきたいとされるコップ1杯程度の汗をかくとされている。

汗をかいた分、水分が不足するので、血液がいわゆるドロドロの状態になりやすい。血流が悪くなると、血管が詰まって起こる脳梗塞や心筋梗塞のリスクが高まってしまう。こうした体の仕組みから、寝る前にコップ1杯の水が必要というわけだ。

しかし、中高年がその量の水を飲んですぐに寝た場合、非常に高い確率で、夜中に

尿意を感じて起きることになる。

睡眠が分断されるのに加え、廊下を歩きトイレで用を足すうちに覚醒し、それからしばらく眠れなくなるケースもあるだろう。コップ1杯の水によって、睡眠の質がぐっと低下しかねないのだ。

とはいえ、睡眠中に血液をドロドロにしないためには、水分を補給しておくことが欠かせない。ただし、そのタイミングは寝る直前ではなく、寝る1時間前まで。水分を適切に補給し、それでも夜中に起きない人は、夕食時やそのあとに水を飲んでいる。そうしておいて、寝る前にトイレに行くようにするのだ。

寝る前に控えておきたいのは水だけではない。のちほどくわしく紹介するが、さらに良くないのが酒だ。アルコールの利尿作用によって、眠ってそれほど時間がたたないうちに尿意を感じ、トイレのために起きるようになる。

アルコールが分解されてできるアセトアルデヒドも問題で、その作用によって交感神経が刺激され、ちょっとの刺激でも覚醒しやすくなってしまう。寝酒は寝る直前の水よりも悪いことを覚えておこう。

腹巻きをして寝るだけで、夜間頻尿に悩まされなくなる⁉

夜中に何度もトイレに起きて困る……。そういった人が腹巻きをして寝ると、朝までぐっすり眠れる可能性がある。

冬には自然とトイレの回数が増えることでわかるように、体が冷えると尿がつくられやすくなる。一方、体を温めるとトイレの回数が明らかに減る。産業医科大学と北九州市立大学らの研究によると、冬の室温を2・5℃上げて過ごしたら、夜間頻尿が40％減ったという。

エアコンや暖房器具を利用するのもいいが、それよりもお金がかからないのが腹巻きだ。おなかを温めるのに最適で、頻尿を抑えることができる。腹巻きといえば、いかにもオジサンぽいイメージがあるが、いまはオシャレなタイプの商品が多く出回っている。ぐっすり眠るために、ぜひ購入をおすすめする。

夕方、クッションに足を乗せて寝転がる。それだけで、夜中にトイレに行かなくて済む

年を取ると、足のふくらはぎなどに余分な水分がたまって、むくみが起こりやすくなる。じつはこのむくみが、夜中にトイレに行く大きな原因。睡眠のために横になると、たまった水分が膀胱に送られ、尿意を引き起こしてしまう。

むくみやすい体質だと実感し、それでも夜中のトイレに起きないようにコントロールする人は、夕方にある姿勢を取る。仰向けになって高さ15～20㎝ほどのローテーブルや重ねたクッションの上に足を上げる。あるいは壁に足の裏を当てて上げて、テレビでも観ながらその姿勢を30分ほどキープするのだ。こうすると、ふくらはぎにたまっていた水分が血管に戻って早めに尿になり、深夜に余計な尿意を感じなくて済む。

その姿勢のまま、つい眠ってしまいそうになるかもしれないが、そこは我慢を。夕方に寝てしまうと、夜になっても眠気が湧かず、眠れなくなってしまう。

夜間頻尿に悩まされない人は、骨盤まわりの筋肉を鍛えている

それほど水を多く飲むわけではないのに、夜中にトイレに起きてしまう。こうした人は骨盤の底にある筋肉、骨盤底筋の筋力が低下しているのかもしれない。

骨盤底筋は、腸をはじめとする内臓や女性なら子宮も支えるのが役目。加齢や運動不足などで筋力が弱ると、内臓などを支え切れなくなる。その結果、骨盤のいちばん底にある膀胱が圧迫されて、尿がたまり切ってなくても、尿意を感じたり尿漏れを起こしたりする。

とくに女性の場合、高齢になると骨盤底筋が衰えやすい。そこで尿漏れなどのトラブルを避けようと、水分摂取を控える人がいるようだが、逆効果なのでやめておこう。

水分不足になると、尿が濃くなって膀胱をより強く刺激するようになり、尿意が一層高まってしまう。膀胱炎や便秘につながる恐れもあるので、こまめに水分を摂取す

ることが大切だ。

夜中にトイレに行く回数が増えて、骨盤底筋の衰えを疑うようになったら、筋力アップを目指してトレーニングをしよう。手軽にできる運動なので、毎日の日課にしている人は多いものだ。

◎**椅子に座って**　①足を肩幅に開き、背すじを伸ばして椅子に座る。②お尻の穴を上に持ち上げるようにキュッと締めて5秒間キープ。③力を抜いてリラックスする。

◎**仰向けで**　①仰向けになってひざを立てる。②手をおなかの上に置いて、お尻の穴を胃のほうに吸い上げるようにキュッと締めて5秒間キープ。③力を抜いてリラックスする。

◎**立ったまま**　①両足を軽く開き、背すじを伸ばして立つ。両手を机や壁などに添えて体を支えてもいい。②お尻の穴を上に持ち上げるようにキュッと締めて5秒間キープ。③力を抜いてリラックスする。

以上のなかから、やりやすい方法を10回繰り返す。トレーニングを続けるうちに、夜中に起きることが少なくなるはずだ。

料理とともに晩酌は楽しんでも、眠るための寝酒はしない

飲み過ぎは良くないとは知りつつ、夜にお酒が欠かせない人は多いだろう。

仕事の疲れや人間関係の悩みなどがあっても、お酒を飲むとそういったストレスから解放され、すっきりと気分転換。心がほぐれてリラックスし、安らかな気分になって寝床に入る。こうした飲み方なら、睡眠との関連性にしぼれば、それほど悪いことではない。お酒を効果的に使い、しかも熟睡できる人の飲み方だ。

しかし、寝る直前になってお酒をひっかけ、その勢いで寝ようとするのは最悪といえる。このような飲み方をする人は想像以上に多いようで、厚生労働省が2000年に行った調査によると、男性の30％以上、女性でも約10％の人が、眠れないときにはお酒を飲むと答えた。

寝酒が睡眠に悪影響を与えることははっきりしている。お酒を飲むと寝つきは良く

なるが、寝酒のメリットといえるのはそれだけだ。

お酒を飲むとアルコールが分解されて、二日酔いの原因にもなるアセトアルデヒドという有害物質が発生する。本来、睡眠中には副交感神経が優位になるのだが、困ったことにアセトアルデヒドは交感神経を刺激してしまう。

交感神経は活動するときに高まる自律神経で、体温や心拍数を上げるように働く。このため、寝酒を飲んですぐに寝ると、交感神経が高まって通常よりも眠りがぐっと浅くなり、ちょっとした物音などでも目が覚めてしまうのだ。

また、アルコールの酔いが冷めないと、筋肉がゆるんだ状態で眠ることになり、いびきや無呼吸が起こりやすくなる。その結果、呼吸が不規則になって酸素が全身に十分行きわたらなくなり、熟睡とはほど遠い質の低い眠りになってしまう。

加えて、料理とともに楽しく飲む晩酌とは違って、眠気を呼ぶための寝酒はだんだん量が増えていくケースが多い。睡眠薬よりも習慣性が強いともいわれるほどだ。とにかく寝酒は良くない、と肝に銘じておこう。

悪夢でうなされて目が覚める…そんな人は夜間低血糖の可能性が

誰かに危害を加えられそうになったり、追いかけられて必死に逃げたり、高い崖から落ちそうになったり……。こういった悪夢を見て、目が覚めることはないだろうか。頻繁に嫌な夢を見て、うなされながら夜中に起きる人は、睡眠中の血糖値に問題があるのかもしれない。眠ったあと、血糖値が安定している人よりも、悪夢をずっと見やすいとされているからだ。

睡眠中に血糖値が下がることを夜間低血糖という。糖尿病の人が薬を飲んだあと、効き目が強過ぎて血糖値が急降下するケースがあるが、夜間低血糖は普段の血糖値に問題がない人にも起こる。

血糖値が一気に下がると、上昇させなければいけないと脳が判断し、アドレナリンやコルチゾールといった興奮させるホルモンが一斉に分泌される。夜間低血糖のときも、体の反応は同じだ。

これらの興奮系のホルモンは、交感神経を刺激して優位にさせる。本来、眠っているときは副交感神経が優位になるのが自然な状態で、交感神経が高まるのは良いことではない。

その結果、深い眠りに入れなくなり、興奮した状態のもと、悪夢を見て起きるという羽目になる。悪夢だけではなく、寝汗や歯ぎしりを伴う場合も少なくない。筋肉のこわばりなども起こり、朝に目覚めたときには首や肩がこっており、頭痛もして、熟睡した感じがまるでないという、ひどく質の悪い睡眠になる。

こうしたメカニズムによる悪夢や歯ぎしりなどをなくすには、入眠後に血糖値が急激に下がるのを防がなくてはいけない。

血糖値の急降下は急上昇の反動で起こるので、血糖値を上げる原因となる糖質を夕食で控えることが大切だ。ご飯などの量を極力少なくしたり、血糖値の急上昇を防ぐ効果のある野菜や肉を先に食べたりすることを心がけよう。甘いデザートも控え、食べるのなら午後のおやつの時間が賢明だ。

「金縛り」によくなる人は、仰向けの姿勢で寝てはいけない！

ふと目が覚めたとき、体がまったく動かず、目も開かない。胸が重苦しくて、誰かが上に乗っているような気がする。声を出そうとしても、まったく出ない。恐ろしくて、心臓がドキドキするうちに、ようやく目を開けることができた……。

これが「金縛り」の典型的な症状。心霊現象だと信じている人もいるようだが、じつは医学用語で「睡眠麻痺」と呼ばれる現象だ。

睡眠には脳がぐっすり眠る「ノンレム睡眠」と、体は休んでいるが脳は活発に働く「レム睡眠」に大きく分けられ、ひと晩の睡眠のなかで交互に現れる。

レム睡眠のときには筋肉が弛緩し、力が入らない状態になっている。このとき、脳が突然目覚めてしまったのが睡眠麻痺、つまり金縛りだ。

胸の上に誰かが乗っているような気がするのは、意識的に深い呼吸ができないからに過ぎない。ときには「人が体の上に乗っているのを見た」と思うこともあるが、目を開けられないのだから、それも気のせい。要するに、夢を見ているのだ。

金縛りは恐れるような心霊現象ではないが、睡眠が分断されてしまうトラブルであるのは間違いない。できるだけ起こらないようにしたいものだ。

日ごろからストレスをうまく処理し、心身の疲れがない人は、夜中に金縛りで目覚めるケースは少ない。睡眠不足が続いたり、起床・就寝時間が日によって違ったりした場合に起こりやすいので、規則正しい生活をすることも大切だ。

寝る直前まで酒を飲むのも、金縛りの原因になる。寝つきこそ良くても、眠りが不安定になって、入眠後にレム睡眠が早く現れやすく、そのときに金縛りになるケースがあるようだ。

頻繁に金縛りが起こるのなら、寝る姿勢をチェックしてみてはどうか。ほとんどの場合、仰向けで眠った場合に起こるので、寝方を横向きに変えると、改善する可能性がある。また、重たい掛布団で胸を圧迫されたときにも起こりやすいとされる。羽毛などの軽い掛布団に変えるのもいいだろう。

寝るときはTシャツにスウェット派？熟睡できる人は、みんなパジャマ派

暑い季節はTシャツと短パンで、半袖が寒くなったらスウェットとジャージで寝る。こういった習慣の人は多いのではないか。しかし、熟睡したいのなら、この寝方はあまりおすすめできない。パジャマに着替えて寝る人のほうが、眠りの質がずっと高くなるからだ。

ワコールとオムロンヘルスケアによる、パジャマが睡眠に与える影響を調べた共同研究を紹介しよう。

いつもはパジャマではない衣類を着て寝ている30人に1週間、パジャマを着て寝てもらったところ、寝つくまでの時間が平均9分短くなった。また、夜中に起きる回数も、平均3・54回から3・01回に減った。こうした睡眠改善効果によって、寝床にいる時間のなかで実際に眠っている割合は84％から87％にアップした。

Tシャツやスウェットをパジャマに変えるだけで、寝つきが良くなって、深く眠れるようになり、睡眠の質が向上したというわけだ。

睡眠時の専用衣類であるパジャマは、高い吸湿性があるのが特徴だ。就寝中には夏はもちろん、冬でも150㎖以上の汗をかく。衣類が汗を吸わないで、体がベトベトすると、寝苦しさから快眠するのは難しい。パジャマを着て寝ると、汗を十分吸ってくれるので、気持ち良く眠ることができるのだ。

伸縮性に優れているのもパジャマの特徴だ。体を締めつけたり、まとわりついたりしないので、眠っているときに無理なく寝返りを打てる。ゴムによる腹部や足首の締めつけもゆるめだから、体に対する負担が少ないのもうれしい。

素材でおすすめなのはシルク。吸湿性と保温性に優れており、夏は涼しくて冬は温かい。ちょっと高価ではあるが、性能からいえば理想的なパジャマだといえる。

パジャマを着ると、睡眠に向けて気持ちが切り替わるのもメリットだ。寝室に入ってから着替えるのを習慣にすると、あとは寝るだけだと脳が覚え込み、自然な入眠へとつながっていく。

睡眠の質を重視している夫婦は、仲が良くても寝室は別々

夫婦は同じベッドで眠るもの。こう考える人もいるだろうが、健康のために睡眠を重視する人は違う。夫婦仲が決して悪くなくても、それぞれ別のベッドで寝ているものだ。さらにもう一歩進めて、寝室を別々にするケースもある。

同じベッドで寝た場合、肌が自然と触れ合って、それで安心して眠れるという人は多いだろう。その反面、デメリットも少なからずある。ひとつは寝返りを打ちにくいことだ。

同じ姿勢で寝ていると、体の一方にだけ圧力がかかる。そこで寝返りが必要なわけだが、すぐ隣にパートナーが寝ていると、自由に動きにくいため、同じ姿勢を長く強いられるようになる。これでは体の負担が少なくない。

また、パートナーが寝返りを打つ際、体が当たったりベッドの沈み具合が変化した

りして、その刺激で目覚めてしまうときもあるだろう。これも質の良い睡眠を得るための障害となる。

夫婦だけでなく、子どもといっしょに寝る場合もデメリットは同じだ。ベッドは1人1台というのが、熟睡するための基本といっていい。

ベッドを別にすれば、寝返りの問題は解消できるが、熟睡の障害になることはまだある。男女で快適さを感じる室温が違うという点だ。

普段の体温は、筋肉の量でほぼ決まる。一般的に男性のほうが筋肉が多いため、体温が高くて暑がり。夏ならエアコンの設定温度を低めにしたがる傾向がある。しかし、男性にとって快適な室温は、体温が低めの女性にはやや寒い。

こうした男女の最適室温の違いによって、どちらかが最終的には折れて、寒さや暑さを我慢しなければならない。このいさかいを解決できるのが、寝室を別にして、それぞれの部屋にエアコンを設けることだ。

夫婦ともぐっすり眠るためには、この方法がベスト。住宅事情が許す場合は、検討してみてはどうだろう。

耳栓をすれば物音が気にならずに寝れる…だけでなく、熟睡感が増す

集合住宅暮らしで、夜中でも隣や上階の部屋の物音が聞こえる。幹線道路に面していて、終日、車の音が絶えない。エアコンや空気清浄機の小さな機械音が気になる。交代勤務のため、生活音の多い昼間にも寝ざるを得ない。

こういった音が気になる環境のなかでは、睡眠の質が低下しやすいものだ。寝つきにくく、物音で覚醒することが多いのなら、耳栓をおすすめする。

耳栓をつけると物音が気にならないので、入眠しやすいのは当然だろう。それだけではなく、眠っている間、耳から聞こえる情報を処理しなくて済むので、熟睡感が増すという人も多い。

耳栓は種類が多く、材質や微妙なサイズの違いなどにより、装着感が異なる。いくつか試してみて、合っているものを選ぶようにしよう。

ぐっすり眠れる人は、寝ている途中で目覚めても、絶対に時間を確認しない

寝つくのに時間がかかるときや、夜中に目覚めてしまったときなど、いま何時なんだろうかと気になり、時計やスマホを見る。これは百害あって一利なしの行動なので、もうやらないようにしよう。

夜中に時間を確認して思うのは、「困った、もうこんな時間か」「寝足りないから、早く寝なければ」「あと3時間しか寝られない」といったようにネガティブなことばかりだ。寝つけないこと、中途半端な時間に目覚めたことが気になり、それがストレスになって本当に眠れなくなってしまう。

熟睡できる人は、目が覚めてもまったく焦らない。いまが何時なのか気にしないで、ほどなく眠りにつくものだ。夜中に何時なのか、知っても仕方がないし、知らないほうがいいと覚えておこう。

夜中に何度も目が覚めるようなら、睡眠時無呼吸症候群を疑う

熟睡を妨げる原因のひとつが、激しいいびき。自分が出す音や息苦しさで目が覚めるのは避けたいものだ。

いびきをかきやすいと自覚している人は、予防のために横向きで寝ている。仰向けで寝るよりも、気道を確保しやすいので、自然に呼吸をすることができるからだ。効果の大きな対策なので、いびきでよく起きる人は実行してみよう。

ただし、息苦しくて夜中に何度も目が覚めたり、起きたときに疲れが取れていなかったりする場合、ただのいびきではないかもしれない。あえぐようないびきをかいたり、急にいびきとともに呼吸が止まったりする睡眠時無呼吸症候群の可能性がある。放置しておくと、循環器系の病気や糖尿病の原因になるため、睡眠障害を専門とする医療機関を受診しよう。

下半身を鍛えて、水もしっかり飲む人は、睡眠中のこむら返りを予防できる

眠っていると、突然、ふくらはぎに激痛が走る。一瞬で目が覚めてしまい、「いたた……」とうめきながら痛みに耐える。この嫌なトラブルが「こむら返り」だ。

こむら返りは高齢者に多く見られ、加齢によって筋力量が低下したり、血液循環が悪くなったりすることでよく起こる。また、寝ているときに大量の汗をかいて、筋肉内の水分が不足したときにもなりやすい。

こむら返りになったら、睡眠の質がすこぶる低下してしまう。よく悩まされる人は、下半身を中心に筋トレに励み、加えて、水を適度に補給するといい。ただ、水の飲み過ぎは夜中のトイレにつながるので、あくまでも適量にとどめるのが肝心だ。

こむら返りに頻繁になる場合、何か病気が隠れていることもあるので、一度、病院を受診したほうがいいだろう。

朝までトイレに起きない人は、「塩分控えめ」の食事を心がけている!?

夜中にトイレに起きる回数は、年齢を重ねるごとに増えていく。日本排尿機能学会の調査によると、50代では5人に1人、60代では5人に2人、70代では5人に3人が夜に2回以上のトイレに行くという。

トイレの回数が増えるのは、基本的に水分を多く摂取するからだ。入眠すると朝までぐっすり眠る人は、水分を必要以上に摂らないようにしていることだろう。水やお茶、ドリンク類を飲み過ぎないだけではない。水を飲みたくならないように、塩分控えめの食事を心がけると一層効果的だ。

塩気の強い料理を食べたら、どうしても水を飲みたくなってしまう。「夜間頻尿診療ガイドライン」によると、1日の塩分摂取量が9・2gを超えると、夜間頻尿リスクが上がる。健康のためにも、夜にトイレに行かないためにも減塩は大切だ。

リモートワークなどで家にいる人は、熟睡するためにできるだけ外に出る

夜が更けても、なかなか眠気が湧いてこない。ようやく寝つけても、朝までぐっすり眠れず、途中で何度か起きてしまう。こういった睡眠の質が低い人は、眠りに導く「睡眠ホルモン」メラトニンがうまく分泌されていないのかもしれない。

メラトニンの分泌が促されない理由はさまざま。仕事をリタイアした人やリモートワークの人に多く見られるのが、家に閉じこもっていることだ。日ごろ、外をよく出歩く人は、目の網膜が太陽光線を感じて、メラトニンの材料となるセロトニンが盛んに分泌され、夜には質の高い睡眠を取れるものだ。

熟睡するためには、日中、セロトニンをたっぷり分泌させておく必要がある。そのためには外に出て、太陽光線をよく浴びることが何よりだ。とくに用事がなくても、極力、外出するように心がけ、日差しの下を歩くようにしよう。

早寝早起きになり過ぎそうなら、夜にコンビニに行って明るい光を浴びる

リタイア後、時間を持て余す人は手持無沙汰になりやすい。早い夕食を取ったあと、やることがなくなって仕方なく寝床に入り、極端な早寝早起きになる。それでも問題なく眠れるのならいいが、本来の生活リズムではないので、夜中に必ず覚醒したり、あるいは目が覚めるのが早過ぎたりする人も少なくない。

朝までぐっすり眠るためには、体内時計（P107）の大幅なズレは修正したほうがいい。最近、早寝早起き過ぎると思ったら、夕食後、コンビニやスーパーに買い物に行こう。明るい照明の光を浴びることにより、眠気を抑えられるかもしれない。

早い時間に太陽光線が目に入らないように、朝はサングラスをかけて過ごすアイデアもある。早い時間の散歩なども控えたほうがいいだろう。体内時計をリセットするタイミングを遅らせると、極端な早寝早起きを改善することが期待できる。

第2章

熟睡できる人の「寝つきが良くなる習慣」、ぜんぶ集めました。

夜が更けるとともに
自然と眠気が湧いてきて、
寝床に入るとすぐ眠る。
健康な毎日をおくるための
とっておきのコツを伝授しよう。

寝床に入ってすぐに眠れる人は、自分なりの「入眠儀式」を持っている

毎晩、寝る直前に決まってお気に入りの雑誌を開く人がいる。あるいは静かな音楽を聴いたり、パジャマに着替えたり、ゆるめのストレッチをしたり、自律神経を整えようと深呼吸をしたり。これらの行動は、その人なりの「入眠儀式」。寝る前の準備として、欠かせないものになっている。

人間には毎日、同じ行動を繰り返すことを好む性質がある。寝る直前に何か決まったことをしているうちに、脳はそれが「眠る前の行動パターン」だと思い込み、自然と眠気が湧いてくるものなのだ。

寝つきを良くしたいのなら、何でもいいので行動パターンを持つようにしよう。ただし、スマホを見ることだけは厳禁。ブルーライトと膨大な情報量による刺激のダブル攻撃で、脳が覚醒して寝られなくなってしまう。

頑張って仕事をした日の夜は、興奮した脳と自律神経をコントロール

仕事がとても忙しくて、帰宅するのが遅くなった。あるいは夜遅い時間まで、何かにかかりっきり。こういった場合、高ぶった気持ちは簡単には収まらない。

夜が更けるにつれて、通常は副交感神経が優位になって、心身ともにリラックスしていく。ところが、ついさっきまで脳をフル回転させ、緊張状態が続いていた場合、交感神経のほうが高まっており、日中のような活動モードが保たれたままだ。これでは眠気がなかなか訪れないだろう。

そこで、忙しい1日を過ごしても熟睡できる人は、寝る前に意識してリラックスタイムを設ける。好きなテレビ番組を観たり、安らぐ音楽を聴いたり、自分が楽しいと思える時間を長めに持つのだ。そうするうちに、興奮していた脳が冷静になり、自律神経も切り替わって、だんだん眠くなっていく。

読書は寝室ではなくリビングで。だから、寝床に入るとすぐに眠れる

言うまでもないが、布団を敷いた寝床は眠るためにある場だ。しかし、睡眠以外のことでも使われているケースが意外に多い。なかでもよく見られるのが、寝るまでの間、本を読んで過ごす習慣だろう。

寝床に入って本を読んでいる人は、ぜひ、寝室ではなくリビングを読書の場とすることをおすすめする。寝室で読まないようにすると、いまよりも寝つきが良くなる可能性があるからだ。

夕食後、リビングで本を読んで、眠くなってから寝室に移動するように習慣づければ、脳が寝室を「眠るためだけの場」と認識する。こうなると、しめたものだ。寝床に入るだけで心身がリラックスし、すんなりと睡眠モードに入っていく。条件反射のように、スムーズな入眠が得られるはずだ。

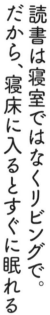

ベッドをソファ代わりにする人は、寝る直前までベッドに布をかけておく

住環境によっては、ワンルームのように、寝室と居間がとくに分けられていない間取りも見られる。普段、ベッドがソファの代わりとしても使われていたら、脳はそこが「寝るためだけの場」とは認識しない。照明を消して横になっても、すぐに寝つけないこともあるだろう。

とくに寝室がなくても熟睡できる人のなかには、ベッドにひと工夫しているケースが見られる。ベッドに大きな布などをかけて、本来の姿を隠しておくのだ。寝るとき以外は腰をかけたり、ちょっと寝そべったりと、ソファ代わりに使用。夜が更けたら布をはずし、本来のベッドの姿が目に入るようにする。

このようにすれば、布をかけたベッドはソファ、布をはずしたベッドは寝るための場だと脳が認識するようになる。効果大のひと手間なので、ぜひ試してみよう。

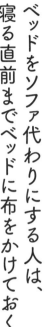

夜に飲むのはハーブティー。鎮静効果で睡眠の質がアップする

夕食を済ませて寝るまでの間、温かいドリンクを飲みながらくつろぐのもいい。とはいえ、睡眠を阻害するカフェインの入ったコーヒーや紅茶などは禁物だ。では、何を飲めば寝つきやすく、熟睡を得られるのだろうか。

参考にしたいのは、毎晩よく眠っている人のちょっとおしゃれな習慣。香り高いハーブティーを楽しむのだ。

ハーブティーなどを販売する日本緑茶センターが2023年、全国の医師1000人を対象に実施した「ハーブティーと睡眠」に関する調査結果を紹介しよう。

「眠れないときに温かい飲みものを飲むのは良いと思うか」という質問に対して、「とてもそう思う」が48・5%、「ややそう思う」が45・7%と、9割以上の医師が肯定的な意見を示した。

そう思う理由としては、「リラックス効果があるから」が67・9％、「自律神経が整うから」が44・3％、「深部体温を下げる手助けになるから」が33・8％、「睡眠前のリズムが整うから」が20・8％となった（複数回答可）。

また、「ハーブティー（カモミール）には睡眠に良い成分は入っているか」という質問には、90・3％の医師が「はい」と回答。「眠れないときの飲みものとしてハーブティーは適しているか」という問いには、「とてもそう思う」が32・9％、「ややそう思う」が55・3％と、9割近い医師がハーブティーをすすめる結果になった。

このアンケートで例にあげられたように、快眠に導いてくれるハーブティーとして、よく知られているのがカモミールティー。乾燥させた花には鎮静作用のあるフラボノイド（ポリフェノールの一種）が含まれており、柔らかな香りが心を落ち着かせる。アンケートに答えた医師も、「睡眠促進作用がある」「リラックス効果がある」といった効能をあげている。

圧倒的多数の医師が認めるカモミールティーの有効性。寝つきが良くなる新しい入眠儀式として、習慣に取り入れてみてはどうだろう。

冷え性の人は寝る前にぬるめのホットミルクで体温をアップ

夜が更けるにつれて眠気が湧いてくるのは、高かった体の内部の深部体温が下がって、眠りに向かう準備が整うからだ。この深部体温がより大きく、スムーズに変動した場合、訪れる眠気が一層大きくなる。

こうした体のメカニズムにも合っているのが、寝る少し前に温かいハーブティーを飲む習慣だ。同じような意味から、ホットミルクを飲んで温まる方法もあり、牛乳好きな人におすすめする。

ホットミルクが深部体温をいったん上げ、ゆっくり下がるにしたがって、自然と眠気が湧いてくる。注意したいのは、熱々にすると交感神経を刺激し、逆に目が冴えてしまう恐れがあること。また、牛乳には脂肪や乳糖なども含まれており、大量に飲むと胃腸の負担になる。40℃程度の熱さで、多くてもコップ1杯程度にしよう。

冷え性の人は寝る30分前に、足湯に浸かって深部体温を上げる

眠気と強く関連している深部体温は、手足の先から放熱することによって下がっていく。眠くなると、手や足先が温かくなってくるのは、血流を促して体温を放散しようとするからだ。

ただし、寝床に入っても長い時間、手足が冷たいままの冷え性の人もいる。体質から深部体温が下がりにくく、眠気が湧きづらいケースも少なくない。

こうした冷え性でも、上手に深部体温をコントロールする人がいる。そういった人の夜の習慣が、寝る30分前の足湯だ。42～43℃のお湯に足を入れて、10分程度温まる。これで足の血行が良くなり、熱が効率良く放散されて、深部体温が下がっていく。もっと簡単な方法で足先を温めたいのなら、寝る時間まで靴下を履いて過ごす手もある。足先が温まったら、熱をより放散できるように、靴下を脱いで素足で過ごそう。

やっぱりクラシック音楽には、快適な眠りに誘う効果があった！

夕食を済ませたあとに20～30分ほど、音楽を聴いて静かに過ごすのはいい習慣だ。快眠を得るために有効で、リラックスした気分で寝床に入り、すみやかに入眠することができる。

音楽を聴いていると、何だか心が落ち着くのは、リラックスしているときに出る脳波、アルファ波が脳で発生するのが大きな理由だ。

アルファ波の発生にしたがって、脳内にはβ-エンドルフィンという神経伝達物質が分泌される。これは「脳内麻薬」ともいわれるもののひとつで、幸福感を覚えたり、脳を活性化させたりする働きがある。音楽を聴くと、脳内でこうした変化が起こり、心が癒されて穏やかな気持ちになっていく。

では、快眠を得るために聴く場合、どういった音楽を選べばいいのだろう。このチョイスについては、広島国際大学が行った研究が参考になる。

大学生54人を対象に、各人が好きな音楽やクラシックなどを約2分間聴いてもらい、生理的な変化や気持ちの動きを調査。その結果、疲労を回復したいときには好きな音楽を、緊張や不安を軽くしたい場合はクラシック音楽を聴くことが効果的だと結論づけられた。

クラシック音楽が人間の心に与える好影響については、ほかにもさまざまな研究が行われている。兵庫県立大学の報告によると、クラシック音楽を聴きながら計算作業を行った場合、アップテンポな音楽を聴いたときと比べて副交感神経が強く働き、作業後も精神状態は安定したままだった。

音楽のなかでも、とくにクラシック音楽が自律神経に働きかける力が大きく、快適な眠りを得ることができるようだ。多くのクラシック音楽には歌詞がなく、言葉を頭のなかで追う必要がないのも、心を穏やかにする理由だとされている。

いまは「眠るためのクラシック」といった動画配信サイトが数多くある。これらを利用し、リラックスしてから寝るのもおすすめだ。

そよ風や波、せせらぎの音など、「1／fゆらぎ」の音に包まれる

自宅では寝つくのに時間がかかっても、自然に包まれた渓流やビーチ沿いの宿、あるいはキャンプサイトなどに泊まったときにはすぐに眠れる人は多い。これは旅の疲れなどに加えて、聞こえる音が普段とは違うことも影響しているのだろう。

静かなせせらぎ、寄せては返す波の音、雨や風の音、鳥のさえずりといった自然の音には「1／fゆらぎ」という特徴がある。これは規則性と不規則性が適度に調和した変化や動きのこと。心臓の鼓動なども同じ性質を持っていることから、「1／fゆらぎ」の音に包まれると、何だか気持ちが安らいでいくものなのだ。

聞いているだけでリラックスできる「1／fゆらぎ」は、眠るときに聞くには絶好の音かもしれない。インターネットで検索すると、環境音としての「1／fゆらぎ」がたくさんヒットするので、気に入ったものを探してみてはどうだろう。

ゆらゆら揺れるキャンドルライトも心が癒される「1／fゆらぎ」

心身をリラックスさせる「1／fゆらぎ」。音について語られることが多いが、ゆらゆら揺れる動きも、人の心を安らかにする性質を持っている。代表的なものが、キャンドルの炎。自分なりの入眠儀式として、寝る前に微妙なゆらめきを眺め、穏やかな気持ちになって寝床に入る人もいそうだ。

キャンドルの炎には、その色自体にも眠気を呼ぶ力がある。LEDのブルーライトや白い蛍光灯の色は交感神経を刺激するが、炎のような温かみのあるオレンジ色を見ていると副交感神経が優位になるからだ。加えて、控えめでほのかな明るさも、心を癒してくれる。

火をつけて寝るのに抵抗があるのなら、キャンドルライトを購入し、寝室にともしてから寝るといい。

寝る前には「ゆるストレッチ」足首の曲げ伸ばしで血行を促す

寝る時間が近づいてから、強めの運動をするのは禁物だ。交感神経が刺激されて、心身ともに活動モードに切り替わり、なかなか寝つけなくなってしまう。

ただし、ごく軽い運動なら、その逆に眠気を呼ぶことができる。最も適しているのが、ゆるめに行うストレッチだ。

筋肉や関節をゆっくり伸ばしているうちに、自律神経が副交感神経に無理なく切り替わる。このとき脳にはアルファ波が発生し、1日の終わりに向かって、心身ともにリラックスしていく。

強度の高い運動をすれば、深部体温が高まって、しばらく眠れなくなる可能性もあるが、ゆるいストレッチ程度ならそういった心配はない。寝る前に寝床の上で行っても問題ないだろう。

実際、いつも熟睡できている人は、就寝前のストレッチをルーティンにしていることが少なくない。寝つきがあまり良くない人は、今晩からでも、新しい習慣にすることをおすすめする。

では、布団の上でもできる簡単なストレッチを紹介しよう。

◎仰向け足首曲げ伸ばし　①仰向けになり、ゆっくり息を吸いながら足首を手前に曲げる。②ゆっくり息を吐きながら、足首をもとに戻し、つま先まで伸ばす。この動きを5〜6回繰り返す。※足先の血流が促され、熱放散が盛んになって深部体温が下がりやすくなる。深呼吸をしながら行うのもポイントで、副交感神経を刺激して、働きを高めることができる。

◎腕&肩回し　①座った姿勢からひじを曲げて脇を開き、肩の高さまで上げる。②ひじを曲げたまま、肩甲骨を寄せるように、両腕をぐるっと後ろに回す。③体の前で両手を組み、両腕を前方に伸ばす。③そこから両腕を頭の上まで伸ばし、2秒ほど姿勢を保って腕を下ろす。一連の動きを5〜6回繰り返す。※肩周辺の筋肉がほぐれることから、副交感神経が一層優位になりやすい。

電子レンジでタオルをチン。ホットタオルを首に当てると眠くなる

眠気を湧き起こすには、副交感神経を優位にすることが大切だ。自律神経は首の後ろ側に集まっており、ここを温めると副交感神経が刺激される。

こうした体の仕組みを理解している人は、寝床に入る30分くらい前、温めたホットタオルを首の後ろに当てて自律神経を切り替えようとする。血行が良くなることから、ほどなく手足の先も温かくなり、熱放散による深部体温の低下も期待できる。

タオルを温めるには、水で濡らしてから電子レンジで加熱するのが簡単だ。まず30秒ほどチンして温かさをチェックし、ほど良い温度まで上げていこう。ホットタオルではなく、医療用のホット（温熱）パックを使う手もある。

目をつぶって、首のつけ根に当てていると、しだいに気持ちが安らいでいくことだろう。

ホットタオルを目に当てると、副交感神経が優位になって眠くなる

目元を温めると、何だか気持ち良くてリラックスできる。これは副交感神経が刺激されて、休息モードに切り替わるからだ。この体の仕組みを利用して、ホットタオルを首だけではなく、目にも当てて温めてみよう。

ホットタオルの温度は熱過ぎないように注意。目は敏感な器官なので、熱々のタオルを当ててしまうと、逆に交感神経が高まって眠れなくなってしまう。

目を温めた場合、すぐに眠気が訪れるかもしれないので、当てるタイミングは寝る直前がいいだろう。目からタオルをはずしたとき、明るい光が目に入るとせっかくの眠気が去ってしまうので、寝室の照明を消してから行おう。

より入眠効果を高めたいなら、タオルにお気に入りのアロマオイルをほんの少し垂らす手がある。アロマの香りに包まれて、副交感神経が一層刺激される。

歯磨き前にGABA入りチョコレート。これが入眠への新習慣!?

近年、睡眠の質を高める効果があると注目されているGABA（ギャバ／P134）。サプリメントのほかに、もっと手軽に摂取できるGABA入りチョコレートなども販売されている。これらを利用する手はあるのだろうか。

GABA入りチョコレートについては、眠る1時間前に摂取したところ、入眠までの時間が短くなったと報告されている。また、寝つきやすさだけではなく、睡眠時間や眠りの深さなどから計算される睡眠スコアの点数が上がったという研究もある。

GABAが含まれていても、普通のチョコレートと味は変わらないし、値段が高価なわけでもない。医薬品ではないので、高い効果は期待しないほうがいいかもしれないが、試してみても良さそうだ。食べるタイミングは眠る前がおすすめとされるが、もちろん、そうした場合はあとで歯磨きを忘れないようにしよう。

就寝時間にこだわらず、体がぽかぽかしてきたら寝床に入る

寝つきが良くなく、寝床に入ってもなかなか眠れない人は、就寝時間にこだわっていることが少なくない。

「11時半を過ぎたから眠らなければ」「もう12時。そろそろ寝ないと、7時間眠れない」などと思って寝室へ。しかし、灯りを消して寝床に入っても、まだ眠気が訪れていないのなら、すぐに眠れるはずはない。

一方、寝つくのに苦労しない人は、手足がぽかぽかしてきたタイミングで寝床に入る。手足が温かくなるのは、深部体温を下げようと、体の内部の熱を放散しようとするからだ。まさにこのとき、眠りの準備がはじまっている。

寝つくまでに時間がかかる人は、自分の体の変化にしたがうことをおすすめする。就寝時間にこだわるのは、もうやめてはどうだろう。

いつもより早めに眠気が訪れたら、我慢しないで、すぐに寝る

毎日、夜の同じような時間に寝床に入って入眠し、朝の同じような時間に目が覚める。こうした睡眠の仕方を維持するのは理想だが、これこそが正解であると、とらわれ過ぎないほうがいい。

普段よりも日中に体力を使った、あるいは仕事が忙しくて脳がフル回転した。こういった場合、いつもより少々早めに眠気が訪れることがある。それでも寝るにはまだ早いからと、眠い目をこすりながら就寝予定の時間まで待つのはＮＧだ。

ひどく睡眠のリズムが崩れるのは良くないが、少々のズレなら問題はない。眠気がいったん去ってしまうと、生体リズムの仕組みから、その後、２時間ほど眠気を感じなくなる恐れもある。眠くなったら、いつもの就寝時間からやや早くても、自然の眠気にしたがって寝床に入るようにしよう。

トラブルや悩みは寝室に持ち込まない！

夜が更けると眠気が自然に訪れ、寝床に入るとほどなく寝つく。そして、深くぐっすり眠り、目覚めたときには疲れがすっかり取れている。こうした理想的な眠りを得るには、寝床に入ったらストレスを忘れることが大切だ。

生きていくうえで、ストレスはつきもの。職場の人間関係やトラブル、家族の介護や地域の交流などで悩みがある人は少なくないだろう。寝床に入ってからも、こういった悩みごとが頭から離れないと、不安と緊張から副交感神経がなかなか優位にならない。これでは寝つきにくく、入眠しても目が覚めやすくなってしまう。

ストレスがあっても熟睡できる人は、寝室に入るときに気持ちを切り替えている。答えの出ないことに悩んでも仕方がないと、ストレスの種を頭から追い出すのだ。寝室では楽しいことだけを思い浮かべる。こう自分で決めておくのもいい方法だ。

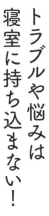

すぐに寝つける人は、考えごとを「はい、終わり」とあっさり断ち切る

なかなか寝つけないで、布団の中で悶々と長い時間を過ごす人は、何かと考えごとをすることが多い。目をつぶって寝ようとしていても、今日の反省から明日のスケジュール、これからの展望、自分や親の体の具合、気になる人と仲良くなる方法など、さまざまな思いが湧き上がってくる。

どのような内容の思考であっても、睡眠にとってはすべての考えごとが大敵だ。脳が盛んに働くことから、交感神経が高まった状態がいつまでも続く。寝つくには副交感神経が優位になる必要があるが、何かを考えているとそういった状態に移行できない。

すぐに寝つける人は、寝床に入ったらもう余計なことは考えない。何かを考え出した場合、「はい、終わり」と頭の中でつぶやいて切り替え、頭をからっぽにすることを心がけよう。

深〜くゆっくり腹式呼吸。副交感神経が優位になって眠くなる

眠るときには、心身ともにリラックスした状態になる必要がある。そのために重要な役目を果たすのが自律神経だ。

日中などの活動モードのときには、交感神経が優位になっている。一方、夜が更けるにしたがって副交感神経が高まり、心身ともにリラックスモードになって、眠りへの準備が整えられる。

これらは「自律」している神経なので、コントロールすることはできないと思うかもしれない。しかし、誰でも簡単にスイッチを切り替えられる方法がひとつある。呼吸の仕方を変えることだ。熟睡できる人はそのコツをよく知っており、とても上手に自律神経に働きかけている。

呼吸で交感神経と副交感神経をチェンジできるのは、横隔膜の周辺に自律神経が密

集しているからだ。横隔膜は胸郭の最も下の部分、胸と腹を分けるところにある筋肉で、ここを動かすことによって自律神経に刺激を与えられる。

横隔膜を上下に大きく動かせるのは、胸ではなくおなかを使う腹式呼吸。なかでも重要なのが息をゆっくり吐くときで、収縮していた横隔膜がゆるみ、副交感神経を刺激することがわかっている。

寝る時間が近づいたら、ゆっくりと腹式呼吸による深呼吸をしてみるといい。何度か繰り返すうちに、副交感神経が優位になって、何だか気持ちが落ち着いてリラックスするはずだ。

人前で何か発表するとき、あるいはスポーツの試合の直前など、無意識のうちに深呼吸をすることはよくあるだろう。これらも強い緊張を解くために、体が自然と行うリラックス方法といえる。

大きな深呼吸をしても、おなかを使わないと効果がないので要注意。横隔膜を動かすことを意識し、鼻からゆっくり息を吸い込んでおなかをふくらませ、口から少しずつ吐き出しておなかをへこませるようにしよう。

熟睡したい人におすすめの遊び!?
寝る前に行う「吹きもどし」効果

副交感神経を刺激するのに、深呼吸のほかにも方法はないものか。こう思う人に紹介したいのが「吹きもどし」だ。

吹きもどしとは、地域によっては「ピロピロ」「巻き取り」などとも呼ばれる遊び道具。プラスチックの吹き口から息を吹き込むと、先が丸まった紙筒が回りながら伸びたり縮んだりする。いまは100円ショップでも手に入るから、買い求めてみよう。

吹きもどしに息を吹き込むときには、自然と腹式呼吸をするものだ。ピロピロと伸び縮みする動きとともに、横隔膜が何度も大きく動き、副交感神経が優位になって心身がリラックスしていく。

童心に帰った気分になって、寝床に入る前にちょっと遊んでみよう。楽しい入眠儀式のひとつとしておすすめだ。

目を閉じたまま笑顔をつくると、楽しい気分になって眠りにつきやすい

毎晩ぐっすり眠れる人は、寝床に入ったら、悩みや心配ごとはさっぱりと忘れようとする。なかなか頭から離れないときは、口角をキュッとアップ。笑ったような顔をつくって、眠気が強くなるのを待つ。

寝る直前につくり笑いをするのは、こうすれば本当に笑ったときのような効果を得られるからだ。楽しくて笑うと、脳内に幸福感を呼ぶセロトニンなど、ポジティブな気持ちになる神経伝達物質が分泌される。じつは、こうした体の機能は、口角を上げるだけでもスイッチがオンになる。笑顔をつくると、脳は楽しいことがあったと錯覚し、セロトニンなどが分泌されて幸せな気分になるのだ。

目をつぶって口角を上げると、穏やかな気持ちになって、不安なことが頭から消えていく。リラックスして眠りにつきやすいので試してみよう。

寝つきのいい人は、みんな「大の字」で寝ていた！

眠る姿勢としては、仰向けや横向き、うつ伏せなどがある。じつは、国によって寝るときの姿勢は違い、日本を含むアジア圏は仰向けを好むとされる。一方、欧米は横向きやうつ伏せで寝る人が少なくないようだ。

基本的には好みに合ったスタイルで寝ればいいが、ぐっすり眠る人は仰向けの姿勢を取ることが多い。

実際、仰向けは理にかなった姿勢といえる。敷布団に対する体の接地面積が大きいので、体重を無理なく支えることができるからだ。一方、横向きに寝た場合、仰向けと比べて、体の接地面積が半分程度しかない。このため、体重を支える負担が大きくなり、体に無理が生じる可能性がある。

うつ伏せで寝た場合は、体の接地面積自体は仰向けと同じ程度だが、顔を真下に向けて寝ると息ができない。そこで、顔が必ず横を向くので、首を痛めやすくなるという欠点がある。

このように体にかかる負担から考えると、仰向けがベストということになる。では、腕と足はどのような姿勢を取ったらいいのか。

まず、腕を体にくっつけ気味にして、1本の棒のような姿勢で寝るのはどうだろう。腕で体の両脇をガードするので、何となく気持ちが安定しそうだが、腕や足の内側に熱がこもりやすい姿勢でもある。深部体温が下がりにくいので、眠りに向けた準備がやや遅れるかもしれない。

これに対して、腕と足を広げた「大の字」型なら、深部体温を手先と足先から逃がしやすい。熱を放出しやすいように、手のひらは上に向けるほうがいいだろう。一般的にいって、この大の字スタイルで寝るのが最も快眠につながりそうだ。

ただし、仰向けに寝ると、人によっては舌の筋肉がゆるんで気道に落ち込み、呼吸しづらくなる。横向きになれば、気道は十分確保できるので、眠りを妨げることはない。とくにいびきをよくかく人は、横向きで寝たほうが熟睡できるとされる。

胎内にいたときのような丸まった姿勢、『養生訓』にある「獅子眠」を試す

江戸時代初期、健康の極意をまとめた書物がベストセラーになった。貝原益軒《かいばらえきけん》による『養生訓』だ。

平均寿命が30代後半からせいぜい40歳程度だった当時、益軒はその倍以上の83歳まで生きた。極めて長寿だった本人の経験をもとに、『養生訓』には健康のノウハウが書きつづられている。

腹八分目や薄味のすすめ、夕食は朝食よりも少なめにするなど、いまも通用する益軒の教えは多い。眠りに関しても益軒のこだわりは強く、快眠を得るためのポイントを事細かに説いている。

注目したいのは、寝るときの姿勢について説明されていることだ。いまの考え方とは違う面も見られるが、益軒が主張する寝方が合う人がいるかもしれない。耳を傾け

る価値はある。

主張のひとつは、寝るときは横向きでなくてはならないということだ。仰向きに寝ると、気がふさがってうなされやすいと説く。これはある意味、うなずける教えだ。仰向きに寝ると、息をしづらくなるということなのだろう。

横向きの姿勢をさらに進めた「獅子眠」という寝方も推奨している。これは横向きになって、ひざを曲げて両足を縮めた姿勢。獅子（ライオン）はこのような姿勢で寝るのだという。ただし、獅子眠の姿勢を取るのは、眠気が強くなってから。まだ眠気が弱いうちは、両足を伸ばしておくほうがいいそうだ。

心身がリラックスしていないようなら、胸や腹を手でなでたり、足の指を動かすようにする。そして、さあ眠ろうかというとき、足を縮めて獅子眠の姿勢になればよく寝られると益軒は説く。

じつは、獅子眠は胎児が胎内にいたときの姿勢に近い。自然と気持ちが落ち着き、意外とすんなりと入眠できそうだ。益軒の説く入眠方法が、しっくりくる人も少なくないのではないだろうか。

第3章

熟睡できる人の「眠れないときの習慣」、ぜんぶ集めました。

「4・7・8呼吸法」「自律訓練法」

「漸進的筋弛緩法」「1人ハグ」

「認知シャッフル睡眠法」

眠れないときに試してみたい
すごい裏ワザが大集結！

「眠らなくては」…こう思わない人は自然と眠くなる

布団に入ってもなかなか眠れない夜、「眠らなくてはいけない」と自分に言い聞かせはしないだろうか。目をつぶるとほどなく眠り、ぐっすりと熟睡できる人は、そういったことは思わない。

寝よう、寝ようと自分に言い聞かせるのは、寝床の中で最もやってはいけないことのひとつだ。眠らなくては体に悪い、明日の仕事に支障が出る、早く寝なければ……こう思えば思うほど、なぜ眠れないのだろうかと焦りが募る。

これでは脳が落ち着くはずもなく、興奮して交感神経が優位になる。その働きから末端の血管が収縮し、手足の血行が悪くなって、深部体温は一向に下がらない。体は眠る準備が整わず、眠気も湧いてこないので、ますます眠れなくなってしまう。

なかなか寝つけないうちに、「眠れなかったらどうしよう……」という、よりネガティブな考えが湧くようになる。

眠れないことへの不安が高まると、脳がますます興奮し、体は緊張する。こうなると、眠ろうとしても眠れないのは当然だろう。

じつは、「眠らなくては」という強迫観念にも似た思いから陥る不眠症は非常に多い。ひどくなると、寝床が「眠るための場所」ではなく、「眠ろうとしても眠れない場所」になってしまう。布団ではなかなか寝つけないが、ソファなどでは眠れるといった状態になることも少なくない。

こうした状態から抜けだすには、「眠らなくてはいけない」という考えを断ち切り、プレッシャーを感じないようにすることが何よりだ。実際、少々眠れなくても、それほど問題はない。もし眠れない夜が訪れても、安心して起きていればいい。

まず、眠れないことへの恐怖心を捨てる。そして、副交感神経を優位にして、心身ともにリラックスすることが大切だ。この章で紹介する深呼吸のコツや、筋肉をゆるめる方法、いつの間にか眠れるテクニック、焦らないためのポイントなどを身につけるようにしよう。

寝つけないときは、「4・7・8呼吸」で自律神経を切り替える

ちょっと寝つきにくいなと思った夜でも、時間をかけずに入眠できる人が行うとっておきのアイデアを紹介しよう。副交感神経を刺激する深呼吸を改良し、さらに眠りやすくした「4・7・8呼吸法」という方法だ。

この呼吸法は米国アリゾナ大学の研究者で、伝統的な中国医学の造詣も深いアンドルー・ワイル氏が提唱し、自律神経の切り替えに有効な手段だと広まった。古代の瞑想法も参考にしており、ただの深呼吸よりも一層強い効果が得られる。

椅子に楽な姿勢で座るか、布団の上に仰向けになって、次の手順で行う。

①息を4秒かけて吸う　息を全部吐き切って、「1、2、3、4」と心の中で数えながら、鼻からゆっくりと息を吸う。このとき、胸ではなくおなかをふくらませ、自律神経が集中している横隔膜を刺激することを意識する。

②息を7秒止める　息を止めて、頭の中で1から7まで数えながらキープする。全身に酸素がいきわたっていることをイメージするといい。7秒息を止めるのが難しい場合は、無理をしないで息を吐こう。

③息を8秒かけて吐く　口からスーと息を吐く。おなかにためた空気を絞り出すようなイメージで行う。

こうした深い腹式呼吸を3〜4セット行うと、心身ともにリラックスしていく。ポイントは息を止めることで、その間、取り入れた酸素が全身に運ばれやすくなる。また、通常の深呼吸よりも、一層ゆっくりしたリズムの呼吸になるので、副交感神経をより強く刺激できる。

「4・7・8呼吸法」によく似ている深呼吸の「4・4・8呼吸法」も効果が高い。これは米国ハーバード大学や仏国ソルボンヌ大学の客員教授を務める根来秀行氏が提唱する呼吸法だ。

息をやや短めの4秒止める方法で、7秒止めるのは辛いと思う人はこちらがいいかもしれない。眠れないとき、自分に合った呼吸法を試してみよう。

息を10秒吸って20秒吐く。この深〜い呼吸で心を落ち着かせる

寝ている途中で目覚め、それがきっかけで眠れなくなってしまう。こうしたとき、無理なく眠気を呼べる人は、極めて遅い深呼吸「10・20呼吸法」を行う。

①仰向けになって息をすべて吐き切り、下腹部をゆっくりふくらませながら、10秒かけてゆっくり鼻から息を吸う。

②下腹部をへこませながら。20秒かけてゆっくり鼻から息を吐き切る。

10秒で吸い、20秒で吐く「10・20呼吸法」は、「4・4・8呼吸法」と同じく、根来秀行氏が開発した。呼吸だけに意識を集中して行うのがポイントだ。

自律神経を刺激するさまざまな呼吸法のなかでも、とくに効果が早く現れ、リラックスしたときに出る脳波のアルファ波が出やすいことが確認されている。夜中に目覚めてしまったとき、再び入眠するのを後押ししてくれるはずだ。

「手足が重い」「気持ちが落ち着いている」よく眠れる人は自己暗示がうまい

何だか気持ちが休まらない。気がたかぶって、なかなか眠れないかも。こういった困った夜、自律神経をコントロールできる人は、布団の中で仰向けになって、まずは自分に言い聞かせる。「気持ちが落ち着いている」と……。

交感神経が高まって眠れないとき、ぜひ試してみたいのが「自律訓練法」という心を穏やかにする方法だ。１９３２年にドイツの精神科医シュルツ氏によって体系化されたもので、自律神経のバランスを回復させる大きな効果があると、精神科や心療内科の現場で実際に利用されている。

最初のステップは、穏やかな気持ちになること。仰向けになった楽な姿勢で、ゆっくり呼吸をしながら、「気持ちが落ち着いている」と心の中で繰り返し唱えてみる。はじめはなかなか集中できず、ザワザワした気持ちが収まらないかもしれないが、それでもかまわない。自分に言い聞かせるように、何度もゆっくり唱えているうちに、自己暗示によって、少しずつ本当に気持ちが落ち着いていく。

次に、腕と足が重たいと自己暗示をかける。右腕が利き腕の場合、まず「右腕が重たい」と心の中で繰り返し唱える。最初は重さを感じにくいが、リラックスして力が抜けると、不思議と重さを感じるようになる。右腕の次は「左腕が重たい」、次に「右足が重たい」、最後に「左足が重たい」と唱えて、それぞれの重さを感じよう。

両腕、両足の重さを感じられたら、「右腕が温かい」と唱える。自律神経が切り替わり、副交感神経が優位になると、筋肉がゆるんで血管が広がり、血流が促されて温かさを感じるようになるものだ。

続けて「左腕が温かい」「右足が温かい」「左足が温かい」と自己暗示をかけ、すべて成功したら自律神経はもう切り替わっている。すぐにでも眠りに落ちる状態になっているはずだ。

本式の自律訓練法には、まだいくつかのステップがあるが、眠気を呼び起こすのが目的ならここまでで十分だ。試してみると、効き目の強さに驚くのではないか。

体が緊張しているのならツボを刺激。心身をほぐして眠気を呼び起こす

東洋医学では、生命活動が維持されるのは、目に見えない「気」というエネルギーがあるからだと考えられている。

「気」が通っているのは、全身を縦横に走る「経絡《けいらく》」という道。「経絡」には体の表面に「経穴《けいけつ》」と呼ばれる出入り口があるとされる。これがいわゆる「ツボ」だ。

ツボはいまや東洋医学だけのものではない。WHO（世界保健機関）によって、全身に361のツボがあると認定されている。解剖してもCTで検査しても発見できないが、実際に「ある」のは確かとされているのだ。

ツボを刺激すると、疲労や肩こり、頭痛、便秘ほか、さまざまな症状がやわらいでいく。快眠や熟睡に関連するツボも多いので覚えておこう。

◎**失眠《しつみん》**　眠れないときに刺激したい代表的なツボで、かかとの真ん中あたりにある。

皮膚が固い部分なので、握りこぶしで叩いたり、鉛筆などで押したりするといい。たかぶっていた神経が治まって、やがて眠気が湧いてくる。

◎丹田《たんでん》　へその3～5cm下にあるツボ。ここに手のひらを重ねて、丹田の存在を意識しながら深呼吸をすると、副交感神経が刺激されてリラックスできる。

◎労宮《ろうきゅう》　軽くこぶしを握ったとき、中指の先が当たる付近。押すと自律神経が整えられ、緊張していた心がほぐれていく。

◎百会《ひゃくえ》　頭頂部のやや前にあるツボ。ストレスでイライラしているとき、ここを押すと心がす～と落ち着いていく。

◎膻中《だんちゅう》　胸の真ん中にあるツボ。精神が不安定で、気持ちが高ぶって嫌な動悸がするときに押すといい。

ツボを刺激するのは、寝床に入る30分から1時間ほど前がおすすめだが、眠れないときに布団の中で行ってもいい。強く刺激し過ぎると、逆に目が覚めてしまうので、気持ち良さを感じる程度の力を加えるのがコツだ。

眠れないときの奥の手、「筋弛緩法」で心身の緊張を解きほぐす

布団に入ってもなかなか寝つけない夜、体は緊張していることが多い。これでは眠気が遠ざかるばかりだ。

そこで、筋肉の緊張を解き、副交感神経に働きかけて眠気を誘うという手がある。米国の神経生理学者、エドモンド・ジェイコブソン氏が1930年代に開発した「筋《きん》弛緩法《しかんほう》」(正式には「漸進的《ぜんしんてき》筋弛緩法」)という奥の手だ。

筋肉はいったん力を入れて緊張させ、そのあと一気に脱力するとゆるみやすい。筋弛緩法はこの性質を利用し、筋肉をゆるめて体をリラックスさせ、不安や緊張から解放を図るものだ。

寝つきが悪いと自覚している人は、寝る前に椅子に座って行おう。いろいろなやり方があるが、肩・足・顔の筋弛緩法を紹介しよう。いずれも2〜3回繰り返す。

◎**肩**　①両肩を耳に近づけるようにグーと持ち上げ、10秒キープ。②一気に力を抜いて肩を落とす。脱力した姿勢で15秒休む。

◎**足**　①両足を伸ばして爪先を上に向け、ギュッと力を入れて10秒キープ。②一気に力を抜いて足を下ろす。脱力した姿勢で15秒休む。

◎**顔**　①口をすぼめて、顔全体を中央に寄せて力を入れる。「すっぱい」ときの顔のイメージ。奥歯を噛みしめながら10秒キープ。②一気に力を抜いて15秒休む。

この筋弛緩法を米軍が採用したところ、強いストレスのなか、96％の兵士が2分以内に眠ったという。不眠症の患者にも有効で、寝つくまでの時間が35分短くなり、睡眠時間が1時間近く長くなったという研究もある。快眠できない人は、寝る前のルーティンにしてはどうだろう。

寝つけないときには、寝床の中で行う方法もある。仰向けで腕を体の脇に伸ばし、両手や足の指、ふくらはぎ、太ももなど、順番に力を入れては脱力を繰り返す。試してみて、やりやすい部位を集中して行ってもかまわない。筋肉の緊張が解けるとともに、心もほどけていき、だんだん眠くなることだろう。

あえて硬い内容の本を開き、あくびが出てきたら明かりを消す

読書を寝る前のルーティンとしての「入眠儀式」にするなら、寝床の中では行わないほうがいい。ただし、寝つけないときの読書は別だ。実際、眠ろうとするのをいったん中断し、それから本を読みながら寝落ちした経験がある人は多いだろう。

眠れないときには、寝床の中で本を読みつつ、眠気が訪れるのを待ってもいい。ただし、そういった際に開く本は、続きをどんどん読みたくなる小説ではない。面白さにひきつけられると、逆に脳が覚醒して、ページをめくる手が止まらなくなる。

眠気を呼ぶために読む本は、難解な表現の多い古典などがおすすめだ。内容が難しくて、頭になかなか入らなければ、数ページも読み進めないうちに眠気が湧いてくる。ウトウトして、本が手から離れて落ちるくらいになったら、枕元の照明を消そう。これで無理なく眠れるはずだ。

単語をランダムに思い浮かべる「認知シャッフル睡眠法」は効果絶大

寝床の中で目をつぶっても、いろいろなことを考えて、なかなか寝つけないときもあるだろう。こうした場合、ごく簡単なルールのもと、さまざまな単語を頭の中で次々に思い浮かべ、ほどなく眠りのスイッチをオンにする人がいる。

この入眠テクニックは、カナダの認知科学者、リュック・ボードウィン氏が2016年に開発した「認知シャッフル睡眠法」。まだ脳が活動しているうちは、「寝てはいけない」という指令が下されて眠れない、という仕組みに着目して考えられた。

寝床の中で目をつぶっているとき、次のような手順で行う。

①簡単な単語をひとつ思い浮かべる

「いぬ」「ねこ」「すいみん（睡眠）」など、シンプルな単語がいい。

②その単語の「1文字目」からはじまる単語を思い浮かべ、映像をイメージする

「いぬ」なら、「い」からはじまる単語で行う。たとえば、「いえ」という単語を思いついたら、「家」の映像を頭に思い浮かべる。同様に、「いす」なら「椅子」、「いくら」なら「イクラ」の映像をイメージする。

ポイントは、「いじめ」「いしょ（遺書）」「いたみ（痛み）」といったネガティブな意味の単語は避けることだ。つい思い浮かべてしまっても、映像はスルーして、さらっと次の単語に向かうといい。また、「インド」「インド人」「インドカレー」「インドネシア」など、関連性の強い単語も避ける。

③「2文字目」からはじまる単語を思い浮かべ、映像をイメージする

1文字目からはじまる単語が思いつかなくなったら、2文字目で同じように行う。「いぬ」なら、「ぬの（布）」「ぬりえ（塗り絵）」といった具合だ。

④同じように、別の単語で繰り返す

こうして何の脈絡もない言葉と映像をイメージしているうちに、脳は論理的な考えをやめたと判断。考える活動が抑えられ、自然と眠りのスイッチがオンになって、眠気が湧いてくる。

100から順に1を引いていく人は、羊を数える人よりもずっと寝つきやすい

数を使った入眠法といえば、「羊が1匹、羊が2匹……」という古典的な方法を思い浮かべるだろう。しかし、これで眠ろうとするのはやめておいたほうがいい。英語圏の国で、「sheep（羊）」と「sleep（睡眠）」の音が似ていることから生まれたという説があり、日本語で数えても意味はない。

数を数えて寝ようとする人は、100から順にカウントダウンする。1から順に増やしていく数え方もあるが、数を減らしていくほうがより集中でき、ほかのことを考えないので高い効果が得られる。

ひとつの数をゆっくりと、呼吸に合わせて、3秒から5秒ほどかけて数えるのがコツだ。こうすると深い腹式呼吸になりやすく、心身がリラックスしていく。いくつまで数えたのかわからなくなったら、焦らずにまた100からやり直そう。

頭の中で「あ――」「す――」と同じ音を発しているうちに眠くなる

ストレスや不安から、考えごとをして寝つけない。あるいは夜中にトイレに起きたあと、「眠れなかったらどうしよう」と余計なことが頭に浮かぶ。こうしたとき、頭をからっぽにするのが上手な人のテクニックを紹介しよう。

ゆっくり呼吸をしながら、頭の中で同じ音を鳴らし続けるのだ。「あ――」「い――」「う――」など、試しに思い浮かべてしっくりくる音にしよう。寝息のイメージがある「す――」も良さそうだ。

このようにひとつの音を発し続けるうちに、余計なことを考えにくくなる。「あ――」「す――」というシンプルな音が、明日の商談や健康の不安、イヤな相手への不満などを打ち消してくれるわけだ。そうするうちに、頭がからっぽになって、いつの間にか眠りに落ちていく。

寝る前に不安なことをノートに書き出し、「よし、今日は終わり」と声に出す

寝室に入ったら、不安や悩みは忘れるようにする。こう思っていても、心配ごとが頭から離れず、なかなか寝つけないことがあるかもしれない。

眠れない夜、ストレスを上手にコントロールできる人は、寝床から起き出してノートとペンを手にする。そして、イライラやもやもやの原因などを書き出すのだ。

きちんと整理された文章である必要はない。「明日の商談はぜひ成功させたいけど、ちょっと不安」「最近、胃がシクシクする。早めに病院に行こう」「父親はもしかしたら認知症なのではないか」といった具合に、本音をノートに吐き出そう。

気になることをすべて書いたら、「よし、今日は終わり」と声に出して、ノートを目につかないところにしまう。こうすると、不思議と気持ちがすっきりして、すみやかに寝つけるケースが多いものだ。

大きな不安があるときの裏ワザ、「自分なで」「1人ハグ」で心をなだめる

大きな不安や悩みごとがあって、胸がドキドキする……。こういった場合、もう寝なければと目を閉じていても、なかなか寝つけないものだ。

忘れようと頑張ろうとすると、そういう心の引っかかりが強いストレスになって、ますます寝られなくなってしまう。

こうした気持ちを癒すには、ストレスをなだめる有効なホルモンの力を借りるのが得策だ。その名をオキシトシン、別名を「愛情ホルモン」という。

オキシトシンは脳に直接働きかけて、ストレスや痛みをやわらげ、心を安定させて幸せな気分にする。「愛情ホルモン」ともいわれるように、強い愛情を感じる家族などを抱きしめたり、抱きしめられたりしたときに作用する。相手がいるのなら、スキンシップを取るのがいいだろう。

相手がいない場合でも、裏ワザ的な方法でオキシトシンを分泌させることは可能だ。不安や悩みごとがあっても眠れる人は、そのやり方を身につけており、ひそかに試しているものだ。

相手を必要としない方法のひとつは「ひとりハグ」。胸の前で両手を交差させ、自分をギュッと抱きしめる。こうすると、誰かと抱きしめ合っていると脳が錯覚し、オキシトシンが分泌されてストレスがす〜とやわらいでいく。

同じように脳をだますという意味から、腕や胸をやさしくなでる方法もある。このようにしても、実際にスキンシップが行われていると脳がカン違いして、不安な気持ちが消えていく。

また、オキシトシンは人間だけではなく、愛らしいと感じる動物とのふれあいでも分泌される。この仕組みを利用して、イヌやネコなどのぬいぐるみをギュッと抱きしめたり、なでたりしてもいい。やはり脳が錯覚し、オキシトシンの分泌がはじまる。

オキシトシンの働きは強く、ストレスをなだめるのに力を発揮してくれる。そのパワーを借りて心を穏やかにして、眠りにつくようにしよう。

不眠を解消する方法は、やってみて心地良いものだけを！

ゆっくりした深呼吸をはじめ、ここまで紹介してきた眠るための方法は、効果がしっかり確認されているものばかり。眠れないときの対策があることを知って、気が楽になった人も多いのではないか。

眠れない夜、いろいろな方法にトライするのはいいことだ。しかし、試してみて、どうもいまひとつしっくりせず、心地良さも感じないのならやめたほうがいい。無理なく熟睡できる人は、自分に合った方法だけを行っているものだ。

寝つけなくて不安なとき、こうすれば眠れるはずだと、有効とされる方法を一生懸命に行うと、その行為自体が緊張を一層高めてしまう可能性がある。眠れないということにますます意識が集中し、リラックスできなくなるからだ。試すと心地良く、ストレスが遠ざかり、気持ちが楽になる方法を見つけるようにしよう。

30分たっても眠れなかったら、無理に寝ようとしないで寝床から出る

眠気を感じたから、あるいはいつも寝る時間になったので寝床に入る。しかし、なかなか寝つけない。

こうした場合、そのうち寝られるだろうと、暗い寝室の布団の中で、寝つくのをじっと待つ人がほとんどではないか。

けれども、これはNGだ。近年の睡眠に関する研究では、不眠症を悪化させる行為だとされている。寝つけないという思いがプレッシャーになり、焦りが生じて、眠れないこと自体をストレスに感じ、ますます入眠できなくなってしまうからだ。

暗い中で目を閉じて過ごすのも、精神にはネガティブな影響を与える。人間の祖先が自然の中で暮らしていた時代、夜は天敵の襲撃におびえる時間帯だった。そのときの記憶が脳には染み込んでおり、暗いところでじっとしているだけで、不安を感じて

しまうものなのだ。

また、人間の脳は、場所と行動を関連づけて認識する性質を持っている。眠れないまま、寝床の中で過ごす時間が多くなれば、そこは眠るための場所ではないと、脳に刷り込まれてしまう可能性がある。

寝床は眠るための場所だと、脳にしっかり認識させるためには、寝床で長い時間、目をつぶって悶々としていてはいけない。このような夜が増えると、寝床に入ると逆に眠気が覚めるという、不眠症への第一歩につながりかねないのだ。

寝ようとしても、なぜだか眠れない……。こうした時間が30分ほど続いた場合、最終的に熟睡する人は、思い切って布団から出る。意外かもしれないが、じつはこれが最善の方法だ。

できれば、寝室からも出たほうがいい。暗めの照明のなか、静かな音楽を聴いたり、ハーブティーを飲んだりしてリラックスして過ごす。

そのうち眠気が湧いてきたら、寝床に戻って目をつぶろう。これで、ほどなく眠れることだろう。

睡眠不足のときも、いつもと同じ時間に起床。こうする人は夜に眠くなって熟睡できる

なかなか寝つけないとき、普段通りに起きると睡眠時間が短くなってしまう。これは体に良くないし、生活に支障が出るからと、起床時間を遅らせる人がいる。

こうすれば、確かに睡眠時間については確保できるだろう。だが、朝遅くまで寝て、昨日までとは違う時間に太陽光線を浴びると、体内時計が乱れてしまう恐れがある。夜になって、いつも寝る時間になっても、眠気が全然訪れず、また寝つけないという悪循環になりかねない。

眠れなかった日の夜、通常通りに寝られる人は、睡眠時間が多少短くなっても起床時間は遅らせないものだ。

睡眠不足が慢性になったら困るが、そうではないのなら気にする必要はない。体内時計のリズムを変えないことのほうが重要だ。

眠れなくても焦らない。明日は眠気が強まる、と前向きに考える

眠ろうとしても、考えごとが次々に浮かび、眠気が去って眠れない。朝まで眠れなかったらどうしようかと、恐怖にも似た感情が湧いてくる。心身の緊張が一層高まり、どんどん眠りから遠ざかっていく……。

こうした負の悪循環には陥りたくない。すみやかな寝つきと熟睡を得るには、焦りや不安などのネガティブな気持ちをなくし、リラックスするのが何よりも大切だ。

普段寝つきの良い人は、たまに訪れる眠れない夜、布団の中で悶々とすることはない。今夜は眠れなくても大丈夫、明日の晩は強い眠気が訪れるはず、などとポジティブに考える。

少々の睡眠不足はたいしたことはない、と気楽に思う人のほうが、トータルではよく眠れるものだ。

今晩、多少眠れなくても、「1週間で帳尻を合わせればいい」と気を楽に持つ

寝つきがひどく悪かった、あるいは夜中の早い時間に起きて眠れなくなった。このように寝足りなかった翌日、日中にひどく眠気を感じるのなら、不足した睡眠時間をどこかでプラスしたほうがいいだろう。

ただし、普段より大幅に睡眠時間が短かった場合、ひと晩で取り戻そうとしてはいけない。睡眠のリズムが狂って、次から逆に眠れなくなる可能性がある。

眠りと上手につき合う人は、週単位で調整する。ひと晩で30分からせいぜい1時間ほど長く眠って、1週間のなかでプラスマイナスをゼロにするのだ。

こうすれば、睡眠のリズムに悪影響を与えず、不足した睡眠を取り戻すことができる。週単位でゆるく調整すればいいのだから、少々眠れなくても気に病まないようにしよう。

普段よく眠れる人は、たまに眠れない夜、「2～3日眠れなくても死なない」と思う

妙に寝つきが悪いときがある。夜中にトイレに起きて、それから眠れない。まだ暗い早朝に起きて、目が冴えてしまう……。こういった睡眠の不調に悩まされがちな人は、眠らなければ健康にひどく悪いと思っているのではないか。

慢性的な睡眠不足は体に悪影響を与える。しかし、少々眠れなくても、数日ならそれほど問題はない。睡眠外来の医師はよく、「2～3日眠らなくても死にませんよ」とアドバイスする。実際、不眠の世界記録に挑戦した人は11日間も眠らなかった。

何らかの理由で眠れない夜、「まあ、眠らなくても死なないから大丈夫」と思えば、布団の中で不安に襲われることもなくなる。穏やかな気持ちになれば、自然と眠気も湧いてくるというものだ。ただ、不眠の状態がひと月ほど続いた場合は、うつ病などが隠されている可能性もあるので、かかりつけ医を受診したほうがいいだろう。

どうしても眠れないなら、最後の手段。横になったまま疲れを取る

寝床の中で眠れないまま、不安と焦りに耐える時間を過ごすのは良くない。いったん布団から出て、仕切り直したほうがいい。しかし、翌日に体力・気力を使う仕事が待っているときは別だ。そのまま目を閉じて、横になっている選択肢もある。

横になって体を休めるだけで、内臓の血流は数割増えて休息状態に入る。また、目を閉じて視覚情報をシャットアウトすると、脳からはアルファ波が出てリラックスする。じつは眠らなくても、体も脳もある程度は休むことができるのだ。

夜中にトイレなどに起きて、目が冴えて眠れなくなったとき、「数時間は眠れたのだから、いいじゃないか」とそのまま横になっていてもかまわない。「眠らなくてもいい」と思えば、眠れない不安が消えて気が楽になり、知らないうちに眠れるかもしれない。最後の手段として覚えておこう。

第4章

熟睡できる人の「朝の習慣」、ぜんぶ集めました。

起きたらすぐに日光浴。
コップ1杯の牛乳と
近所の散歩も欠かさない。
「熟睡できる人」が行っている
朝のルーティンを一挙紹介！

夜になると自然と眠くなる人は、朝起きてすぐに朝日を浴びる

夜が更けると、いつもだいたい同じ時間に眠気が湧いて、寝床に入るとすぐに熟睡できる。日々の睡眠に何の支障もない人は、朝目覚めたときから、夜の快眠のための準備を怠らない。起床したら、寝室のカーテンをすぐに開けて、太陽光線をたっぷり浴びるのだ。

朝に明るい光を目が感じるかどうかで、夜の睡眠は大きく左右される。重要な働きを担っているのはセロトニン。「幸せホルモン」とも呼ばれ、精神を安定させて幸福感を高める神経伝達物質だ。

セロトニンは、中枢神経系が集中している脳の脳幹にある「セロトニン神経」から分泌される。眠っている間、セロトニン神経はほとんど機能しておらず、目覚めてからようやく働こうとしはじめる。そのスイッチを入れるのが、起床してから早い時点

に目の網膜が受ける太陽光線の刺激だ。

分泌されるセロトニンは、14～16時間ほどたつとメラトニンというホルモンに変換される。メラトニンの別名は「睡眠ホルモン」で、眠りを誘うという重要な働きをする。この体の仕組みから、夜になって無理なく眠るためには、朝目覚めたときにセロトニンをたっぷり分泌させておく必要があるわけだ。

カーテンを開けて部屋を明るくするだけでも、セロトニン神経を刺激できるが、外に出て太陽光線を5分ほど直接浴びると、セロトニンが一層分泌するようになる。

セロトニン神経をしっかり刺激するには、2500ルクス以上の明るさが必要だ。晴れた日の屋外は6万5000～10万ルクスもあり、室内でも2500ルクス程度の明るさになる。曇りの日は2万～3万ルクス、雨の日でも約5000ルクスと、セロトニンを分泌させるのに十分だ。

一方、住宅の照明は500ルクスほどしかなく、いくら光源を見つめてもセロトニンは分泌されない。熟睡したいのなら、目覚めたらすぐに太陽光線を浴びるのを、朝いちばんの日課にしよう。

毎晩ぐっすり眠れる人は、朝の散歩を日課にしている

朝の陽ざしを浴びながら、近所を散歩。こうした日課のある人は、夜にぐっすり眠れることを知っているだろうか。

眠りを誘うセロトニンは、太陽光線を浴びるほかに、5分以上の運動をしても分泌される。なかでも、一定のリズムを刻みながら体を動かすのが効果的で、最も手軽にできるのが歩くことだ。

セロトニン分泌を主な目的とする場合、運動強度よりもリズミカルに体を動かすほうが大切だ。イッチニ、イッチニといった同じリズムで歩くようにしよう。

朝早いうちに外に出て、網膜にしっかり日光を受けながら歩くと、セロトニン神経はすこぶる強く刺激される。朝食の前に15分程度、近所をひとまわり散歩してみてはどうだろう。

階段を使って踏み台昇降。リズミカルな動きでセロトニンが分泌する

太陽光線を浴びながらの散歩を日課にしていても、当然、天気の悪いときもある。そうした日、いつも寝つきが良く、質の高い睡眠を得られる人は、雨でもできるほかの運動をする。

セロトニン神経を刺激するには、激しい運動は必要ない。重要なのは、同じテンポでリズミカルに体を動かすことだ。天気が悪くて外で体を動かせないのなら、家の中でリズム良く体を動かせばいい。

おすすめするのは、学校の体力測定で行う「踏み台昇降」のようなシンプルな運動だ。台に片足ずつ上がり、片足ずつ下りる。踏み台や階段を利用し、こうしたリズミカルな運動をしても、セロトニンの分泌がはじまる。同じような意味から、ごく軽いスクワットのような動きも有効だ。

朝に牛乳を飲んで、「睡眠ホルモン」メラトニンを分泌させる

毎朝、コップ1杯の牛乳をゴクゴク飲む。骨を強くしたい人はカルシウム補給のため、よく眠りたい人ならトリプトファンという成分を摂取したいのだろう。

トリプトファンは体内では合成できず、食事で摂取しなければいけない必須アミノ酸の一種。腸で吸収されたのち、脳に送られてセロトニンの材料になる。セロトニンは夜になるとメラトニンに変換され、その働きによって眠気を覚えて、すみやかに寝つくことができる。

食べものから摂取されたトリプトファンは、メラトニンに変わるまでに14～16時間かかる。この仕組みから、ぐっすり眠るためには、朝のうちにトリプトファンの豊富な食品を取ることが大切なのだ。

1日にトリプトファンがどれほど必要かというと、体重1kg当たり4㎎とされてい

る。たとえば体重が60kgの人なら、毎日240mgを摂取したい。

トリプトファンはさまざまな食品に含まれている。なかでも、手軽に摂ることができるのが牛乳で、コップ1杯（200mℓ）を飲むだけで、1日の必要量の3分の1ほどを摂取できる。毎朝の習慣にすれば、夜が更けるにつれて、自然と眠気が湧いてくるようになりそうだ。

1日の必要量の残り3分の2は、ほかの食品から摂ればいい。基本的にたんぱく質が豊富な食品にはトリプトファンも多い。チーズやヨーグルトなどの乳製品、レバーや肉、カツオやマグロ赤身、卵、大豆製品などに多く含まれている。

炭水化物を主な成分とする食品でも、そばやスパゲッティ、米などには意外なほどトリプトファンが多い。

また、トリプトファンからセロトニンを作る際には、ビタミンB_6が必要となる。多く含まれているのは魚や大豆製品、バナナ、キウイフルーツなど。なかでも牛乳とバナナは味の相性がいいので、ミキサーにかけてバナナシェイクを作り、毎朝飲むのもいいアイデアだ。

牛乳を飲むとおなかがゴロゴロ…。そんな人は豆乳から睡眠ホルモンの材料を摂取

朝にトリプトファンを摂取するには、牛乳を飲むのが手っ取り早い。とはいえ、日本人には乳糖を消化できない人が多く、牛乳を飲むとおなかがゴロゴロ鳴ったり、ガスがたまって不快な症状が現れたりする場合がある。

よく眠るためにトリプトファンを手軽に摂りたいが、牛乳はちょっと苦手。そういった人が飲んでいるのは豆乳だ。

豆乳は大豆由来の植物性たんぱく質が豊富。じつは牛乳よりもトリプトファンがやや多く含まれており、ぜひ朝のうちに口にしたい食品なのだ。

栄養成分を比較すると、牛乳にはカルシウム、豆乳には鉄分が多い。生活習慣病と関連する飽和脂肪酸に関しては、豆乳はほぼゼロ。牛乳が苦手な人はもちろん、そうでない人も、もっと豆乳を利用してはどうだろう。

熟睡できる人の好物は、善玉菌＋トリプトファンのヨーグルト

セロトニンの材料であるトリプトファンは、乳製品にも多く含まれている。なかでも注目されるのがヨーグルト。発酵の過程で増殖した乳酸菌や、追加で配合されたビフィズス菌が腸内環境を整え、快眠へと一層導いてくれる。

人間の腸内には約1000種、100兆～1000兆個ともいわれる多種多様な細菌が生息している。腸内細菌は人間の体に与える影響によって、「善玉菌」「悪玉菌」「日和見菌《ひよりみ》」に大きく分類される。腸の運動を促すなど、体に良い働きをするのが善玉菌で、乳酸菌やビフィズス菌はこの仲間だ。

一方、悪玉菌は腸内で有害物質を作り出し、腸内で勢力が強まると便秘や下痢などの原因にもなる。日和見菌はどちらにも属さないタイプで、その名前の通り、優勢なほうの菌に味方するように働く。

ヨーグルトを食べると、善玉菌の乳酸菌やビフィズス菌が腸内に送り込まれる。その多くは胃酸や胆汁酸にさらされて死んでから届くものの、それでも腸内の善玉菌のエサになって、腸内環境を整えるように機能してくれる。

良好な腸内環境は、健康をキープするのに欠かせない。睡眠に関しても同じで、ヨーグルトを食べて腸が健康になれば、トリプトファンが脳にスムーズに送られて、夜になって睡眠の質が高まる可能性がある。

また、腸内環境は近年、脳の働きにも影響を与えることがわかってきた。メラトニンは脳の松果体《しょうかたい》という部分で合成されるホルモン。腸内環境が整うと、脳で行われるメラトニンの合成に好影響を与えるかもしれない。

毎日、ヨーグルトを食べる習慣をつけると、トリプトファンと乳酸菌のダブル効果で、睡眠の質が向上するのを期待できそうだ。朝だけではなく、腸内環境を整えるために夜にも食べてはどうだろう。

また、納豆に含まれる納豆菌にも腸内環境を改善する働きがあるので、これも積極的に食べることをおすすめする。

起床後1時間以内に朝食を食べて、体内時計をリセットしている

毎晩、同じような時間に眠気が湧いて、ぐっすり眠る。そして毎朝、決まった時間にさわやかな気分で目覚める。こうした質の高い睡眠を取っている人は、必ず朝食を食べているものだ。

1日のはじまりに朝食が必要な理由はいくつもある。ここでは、睡眠との関連で考えてみよう。キーワードは「体内時計」だ。

体内時計とは、体温やホルモン分泌などの生体リズムを調整するメカニズムのこと。その周期は24時間ではなく、やや長く設定されている。このため、正しいリズムを保つには、毎日、少しだけ生じるズレを調整しなければいけない。

体内時計は大きく分けると、「主時計」「末梢時計」のふたつ。このうち主時計は脳にあり、朝起きて早いうちに太陽光線を浴びるとリセットされる。

もうひとつの末梢時計は胃腸などの臓器に存在し、何かを食べることによって、リセットへと動き出す仕組みになっている。朝食が大事なのはこのためだ。

毎朝、決まった時間に朝食を取っていると、その1時間ほど前から胃腸などの消化器が活発に動きはじめる。眠りから目覚めると、リセットされる主時計に同調し、日中の活動、そして夜の休息へと、生体リズムがメリハリのついた刻み方をする。

元気に過ごすのはもちろん、1日の終わりにぐっすり眠るためにも、朝食による末梢時計のリセットは非常に重要なのだ。

朝食を抜いた場合、この本来のリズムが乱れてしまう。すきっ腹で昼食を食べた時間が「朝」だと、体が間違った受け取り方をし、その時点で末梢時計をリセットしようと試み、夜になっても眠くならない状況に陥る可能性がある。

エネルギーと栄養を補給するためだけではなく、夜にぐっすり眠るためにも、朝食は必ず食べるようにしよう。体内時計をリセットする力は、目覚めてから早いうちに食べるほど強まる。できれば起床後1時間以内、遅くても2時間以内に朝食を取るのがいいだろう。

味噌汁に納豆、焼き魚。よく眠る人は和食の朝食を取っている

体内時計をリセットするため、毎日の朝食は欠かせない。なかでも、夜になると眠気がたっぷり湧く人は、ご飯に味噌汁といった和食をよく食べている。

夜の睡眠のことを考えるのなら、朝食ではトリプトファンの多い食品をより多く食べたいものだ。そこで、おすすめしたいのが和食。納豆や豆腐、味噌といった和食にはつきものの大豆製品、塩ザケをはじめとする焼き魚、それにご飯などにはトリプトファンが豊富に含まれている。

おかずの組み合わせなどを深く考える必要はない。ごく一般的な和食にするだけで、眠りに導くメラトニンの材料を摂取することができるのだ。

ゆっくり食べる時間がないときには、インスタントの味噌汁だけでも口にするようにしよう。温かい味噌汁は深部体温を上げるので、夕食で取るのもおすすめだ。

同じ時間に寝るのではなく、同じ時間に起きる人がよく眠る

今日は残業が長引いて、寝床に入るのが遅くなった。明日の朝は普段よりもゆっくり起きて、睡眠時間を確保するようにしよう。

寝不足を防ごうとして、このように考える人がいるかもしれない。しかし、睡眠不足に多少なりそうでも、起床時間を変えてはいけない。熟睡できる人は、何らかの理由で寝つくのが遅くなっても、いつもと同じ時間に起きるものだ。

普段よりも遅く起きて、それから太陽の光を浴びると、体内時計がその時点でリセットされてしまう。体内時計が遅れると、夜になって眠くなる時間もズレて、また寝るのが遅くなる可能性が高い。

遅く寝ついても、同じ時間に起きるのが正解だ。1日を終えて夜になると、眠りの欲求がぐっと高まって、普段よりも寝つきが良くなることだろう。

睡眠リズムをズタズタにしないように、休日も普段と同じような時間に起きる

仕事のある日は、どうしても寝不足気味になる。せめて休みの日だけは、ゆっくりと昼近くまで寝ていたい。こう思うのは当然かもしれないが、実行するのは絶対にやめておこう。普段よりもずっと長く寝てしまうと、夜になっていつもの時間に眠気が湧いてくるはずがない。

休日、ゆっくり寝ていたいと思っても、普段の起床時間から2時間以上ずらすのはNGだ。それ以上遅くまで寝ていると、「社会的時差ぼけ（ソーシャル・ジェットラグ）」といって、夜になっても眠気が湧かなかったり、日中に体が活動モードに入らなかったりと、実際の時差ぼけと同じような症状が出てしまう。

いつもは午前7時に起きているのなら、遅くても9時前には寝床から出るようにすることが大切だ。

睡眠不足気味だった週の終わり、いつもより1時間早く寝て1時間遅く起きる

仕事が非常に忙しく、寝足りない日が続いた週の終わり。眠りの仕組みをよくわかっている人は、いつもより1時間早く寝て、1時間遅く起きるようにする。

起床時間を極端に遅らせると、社会的時差ぼけになってしまうが、1時間程度の違いなら問題はない。加えて、1時間早く眠るようにすれば、積み重なった睡眠不足をトータル2時間分解消することができる。

質の高い睡眠を得るためには、とにかく、朝起きる時間を大きくずらしてはいけない。そのうえで、睡眠不足を補う手を考えるのが大切だ。

2時間多めに寝ても、まだ頭がぼ～とするようなら、昼寝をするのもいい。睡眠リズムを保つためには、朝寝坊よりも昼寝のほうがずっと有効だ。午後3時までに、30分を超えない昼寝をしよう。

アラームは日本語で歌う静かな曲。少しずつ目覚めてすっきり起きられる

毎朝、仕事などで同じ時間に起きる場合、目覚まし時計やスマホのアラーム機能を利用する人が多いだろう。

おすすめなのは、スマホから流れる音楽で目覚める習慣。タイマー機能などを使って、お気に入りの曲に起こしてもらうのだ。

ただの無機質な音で起こされるよりも、音楽で脳に働きかけたほうが、穏やかな気分で目覚めることができる。朝にぴったりの曲をダウンロードしておき、タイマー機能を利用するなど、快適な目覚め方を工夫しよう。

好きな曲を選べばいいと思うかもしれないが、寝起きに適していない曲で起きると、朝いちばんからストレスがかかってしまう。すっきり目覚めるためにはポイントがあるので覚えておこう。

まず、外国語ではなく、日本語で歌われる曲のほうがいい。半分眠っているぼんやりした脳でも、理解できる言葉が耳から入ってくると認識しようとするので、よりスムーズな覚醒につながる。

できれば曲調にもこだわりたい。静かな音や歌声でゆったりスタートし、だんだん盛り上がっていくものを選ぼう。はじめから激しい曲調で鳴り響くと、脳がびっくりして良い目覚めにはならない。

同じような意味から、音の大きさにも注意が必要だ。眠っているときに、いきなり大音量が聞こえてきたら、強いストレスが一瞬でかかる。血圧が急上昇し、心拍数も一気に上がって体にいいわけがない。

スマホをどこに置くのかも大事なポイント。手の届きやすいところに置くと、寝る前についSNSなどをチェックしたくなる。そうすると、明るいブルーライトと膨大な情報が眠気を追いやり、熟睡できなくなってしまう。

寝床からやや離れたテーブルの上など、立ち上がらないと手に取れない場所に置くようにしよう。

熟睡できる人は、「スヌーズ機能」が睡眠の質を下げることを知っている

目覚まし時計やスマホのアラームが鳴ったら、すぐに手を伸ばして止める。そして5分後、あるいは10分後、再び鳴るのでまたオフに。2回、3回とスヌーズ機能を利用して、ようやく起きる。こうした人は少なくないだろう。

スヌーズはとても便利な機能ではあるが、残念ながら、睡眠の質と量を下げる働きがあるのは間違いない。

本来は午前7時に起きればいいのに、6時半にアラームを設定し、それからスヌーズを何度も繰り返す。これでは最後の30分間、睡眠は細切れのウトウト状態になってしまう。

睡眠時間を十分確保し、すっきり目覚める人は、目覚まし時計やスマホのスヌーズ機能は使わない。明日からでも習慣づけたいものだ。

テレワークでもギリギリまで寝ないで、午前中にできるだけ外を歩く

近年の新しい働き方として、在宅のテレワークが定着した。

通勤時間がなくなるのだから、以前よりも遅く起床してもかまわない。このため、睡眠時間を十分確保できそうだが、実際にはそうでもないらしい。

テレワークに慣れると、就業時間のギリギリまで寝るようになりがちだ。通勤で外を歩く必要がないので、太陽光線を浴びずに室内にとどまったまま。体内時計がリセットされず、セロトニンの分泌も低下するので、夜になってもなかなか眠気が湧かない。こうした悪循環のなか、睡眠の質を落としてしまう。

テレワークでもしっかり眠れる人は、やや早めに起きて、朝のうちに家の周りを少し歩く。そして朝食を食べて、仕事開始に備える。通勤しているときと同じようなリズムで生活することが、よく眠るためのコツだ。

第5章

熟睡できる人の「昼の習慣」、ぜんぶ集めました。

ランチのあとでウォーキング。
帰りの電車では寝ないけど、
午後の早い時間にプチ昼寝。
昼間のちょっとした行動で、
夜の睡眠の質がぐっとアップ！

ランチのあとは公園で日向ぼっこ。そんな習慣のある人が熟睡できる

昼休みはホッと一息つける貴重な時間。ランチを食べたあとはコーヒーを飲んだり、スマホをいじったりと思い思いに過ごしているだろう。

では、熟睡できる人はどう行動しているのかといえば、室内ではあまり過ごさず、屋外にいることが多いのではないか。

太陽が高く昇っている昼休みは、明るい光を感じる大きなチャンス。太陽光線を浴びている間、「幸せホルモン」セロトニンが分泌される。セロトニンは夜になると「睡眠ホルモン」メラトニンに変換され、深い眠りに導いてくれる。

この体の仕組みから、夜に質の高い睡眠を得るためには、日中のうちにセロトニンをより多く作り出しておきたい。太陽が真上にある昼休みは、その大きなチャンスといえる。ぜひ、なるべく明るい場所で過ごすようにしよう。

運動を習慣づけている人は、ぐっすり眠れて睡眠の満足度が高い

健康に気をつけている人は、空いた時間があれば運動を心がけるものだ。

運動が健康に与える効果は幅広い。習慣づけると筋肉が強くなり、心肺機能が向上して疲れにくくなる。エネルギーを消費するので、生活習慣病の入り口である肥満を防ぐ。骨が丈夫になり、骨折につながる骨粗鬆症《こつそしょうしょう》を予防する。脳が活性化されることから、認知症を予防する効果も高い。

そして睡眠に関しても、メリットはとても大きい。意識して体を動かす習慣のある人は、そうでない人と比べて、睡眠の質がぐっと高いという研究報告が多いのだ。

米国睡眠財団が約1500人を対象に行った調査を紹介しよう。「運動しない」「低強度の運動をする」「中強度の運動をする」「高強度の運動をする」の4グループに分けて、睡眠との関連性を調べたものだ。

調査の結果、平日の睡眠時間が足りている人は、「運動しない」グループが53％だったのに対し、ほかの「運動をする」グループでは70％と、1・3倍以上も多かった。また、よく眠れていると答えた人は、「運動しない」グループでは56％と半分強にとどまった。これに対して、「運動をする」グループでは、「低強度」でも76％、「中強度」では77％、「高強度」になると83％がよく眠れていた。

米国睡眠財団の別の調査では、週に1回以上運動をする中高年・高齢者は、睡眠に関する問題が少ないことがわかったという。

ほかにも、長期的な運動習慣によって寝つきが良くなり、深い睡眠であるノンレム睡眠が増えて、睡眠時間も延びたといった研究もある。よく眠るためには日々の運動が欠かせないのだ。

ただし、休日に行うスポーツなど、週に1回程度、強めの運動をするだけではあまり効果はない。それよりも、たとえば家と職場の間を1日30分程度でも早足で歩くような運動のほうが睡眠の質を向上させる。とにかく、空いた時間を利用して、体を動かすことを心がけよう。

ランチのあとのウォーキングが、その日の夜の快眠を呼ぶ

良い睡眠のためにも運動は大切。とはいっても、毎日、働きに出ていると、なかなか時間が取れない人は多いだろう。そういった人におすすめなのが、昼休みを利用したちょっとした運動だ。

体を動かすのは、ランチを食べたあと。近くの店で早めに昼食を済ませたり、持参した弁当を食べたりすると、自由な時間を30分ほど作れるのではないか。その間、職場から近いエリアを運動の場とするのだ。

早足でのウォーキングが最も手ごろ。太陽光線を浴びながら歩くと、セロトニンの分泌を促すこともできる。また、ちょっとした空き時間に使えるフィットネスジムを利用し、軽く筋トレをするのもいい。近ごろあまり眠れないという人は、この手軽な運動習慣をひと月ほど続けると、熟睡できるようになるだろう。

熟睡できる人は夕方に体を動かす。体温がぐっと上がるからよく眠れる

毎日、夕方になると、ウォーキングやジョギングなどで汗を流す。こういった運動習慣がある人は、1日の終わりに強い眠気を覚え、寝床に入るとスムーズに入眠できるものだ。

眠気と大きく関係しているのが、体の内部の深部体温。夜が更けると低下し、眠るための準備が進められる。これにともなって、じわじわ湧いてくるのが眠気だ。

このとき、深部体温の下げ幅が大きいほど、眠気が強くなる。最も深部体温が高くなるのは、起きてから約11時間後。そこで、午前7時に起床する人なら、ピークを迎える午後6時ごろに運動をして、体温をさらに上げておく。

こうすれば、深部体温の高低差がぐっと大きくなり、眠気が強まって、ぐっすり深い睡眠が得られる。

午後に30分以内のプチ昼寝。これで作業効率も夜の睡眠の質もアップ！

日中、どうしようもなく眠くなることはないだろうか。やる気が起こらず、頭がボ～として、仕事の能率も悪くなる。しかし、ウトウトするわけにはいかないと、頑張って仕事などをし続ける。

このように昼間、眠くなるのは当然といえる。眠気は約半日周期で訪れる仕組みになっており、深夜の午前2時ごろに最も眠くなるのと同じように、午後2時前後にも自然と眠気が湧いてくるものなのだ。

昼間に眠くなったとき、できるなら、ちょっとだけ眠ってみればいい。とくに睡眠不足のときは無理をしないで、体の欲するままに目を閉じてみよう。少しの時間でも眠ることができれば、足りなかった睡眠を補える。

ちょっとした昼寝をすると、眠気が消え去って、脳のパフォーマンスがぐっと向上する。近年、積極的な仮眠は「パワーナップ」と呼ばれ、欧米の企業が取り入れており、日本でも仮眠室を設ける企業が現れるようになった。

軽めの昼寝は、じつは夜の睡眠にも好影響を与える。とくに睡眠の質が低下している高齢者に有効で、昼寝を習慣づけることにより、夜によく眠れるようになったという報告もある。

ただし、昼寝には注意すべきポイントがあり、ひとつは時間帯だ。遅い時間に昼寝をすると、夜に眠気が湧きづらくなり、睡眠に悪影響が出やすい。昼寝をしても、夜眠るまでに8時間以上空けておくと、寝つきには問題がない。このメカニズムから、昼寝はだいたい午後3時までに済ませておくのが大切だ。

もうひとつのポイントは、決して寝過ぎないようにすることだ。時間は長くても30分程度。これを超えると、昼寝を終えたときに頭が重たくなり、かえって作業効率が落ちてしまう。

このふたつのポイントを守れば、昼寝は脳を活性化し、夜の睡眠にも好影響を与えてくれる。可能であれば、毎日の習慣に取り入れてみよう。

椅子に座ったまま眠るのが、起きてすぐに仕事を再開できるコツ

昼寝から起きたとき、頭がスッキリしないで、体も重いと感じたことはないだろうか。こうした覚醒後も眠気やだるさが強く残る状態を「睡眠慣性」という。

睡眠慣性があるなか、細かい事務作業をするとケアレスミスが多くなる。車の運転など危険と隣り合わせの業務はさらに問題で、高速道路のサービスエリアで仮眠をし、運転を再開したとたんに、睡眠慣性によって事故を起こしたという例もある。

睡眠慣性が生じるのは、睡眠が深くなったのが原因だ。布団に入ったり、ベッドで横になったりと、眠りやすい状況で昼寝をしたときによく起こる。いったん深く眠ると、覚醒後、半日ほど眠くならないこともあり、こうなると夜に眠れなくなる。

昼寝からすっきり起きる人は、絶対に布団やベッドでは寝ない。椅子に座って背もたれに体重をかけるか、机に突っ伏した姿勢で、浅い眠りを楽しむものだ。

昼寝からスッキリ目覚める人は、1杯のコーヒーを飲んでから眠る

昼寝をしたあと、まだ眠くて頭がぼんやりしている人と、いきなりシャキッと目が覚める人がいる。眠った時間や姿勢が同じだった場合、昼寝に入る前にあることをしたかどうかの違いかもしれない。

いつも昼寝からすっきり目覚める人は、寝る前にコーヒーを飲んでいるのではないか。コーヒーに含まれているカフェインには強い覚醒効果があり、摂取して20〜30分後に効き目を発揮するようになる。

コーヒーを飲んですぐに昼寝をすると、カフェインが入眠を妨害することはない。効果が出るようになるのはちょうど昼寝を終えるころなので、シャキッと目覚めることができるのだ。コーヒーが苦手な人は、やはりカフェインが含まれる紅茶や緑茶を飲んでから昼寝をしよう。

15分だけ目を閉じる。たったこれだけでも休養効果は大！

睡眠時間が足りない場合、午後の早い時間に30分以内の昼寝をして、不足分を少しでも補っておきたい。とはいえ、昼寝をする場所がなかったり、簡単には眠れなかったりと、なかなかうまくいかないかもしれない。

こういった場合、もっと手軽な方法で、脳と体を休ませてあげたらいい。ランチのあと、椅子に座ったままで、10分から15分程度、目をつぶっていよう。

目から入る情報は膨大なので、それをシャットアウトするだけでも、脳は十分休養することができる。寝ていないと自覚していても、そういった状態で脳波を調べると、意外にも眠っている状態であることが少なくない。

喫茶店でランチを食べたあと、椅子にもたれて目をつぶる。昼休みどきによくいるそういった会社員は、午後の仕事に向けて、上手に休憩しているのかもしれない。

行きの電車では寝て、帰りは寝ない。これが熟睡できる人の通勤スタイル

睡眠不足を少しでも補おうと、通勤電車の中でウトウト……と居眠りをする人は多いだろう。しかし、帰りの電車で寝るのは最悪だ。毎晩、熟睡できる人なら、絶対にやらない行動といえる。

昼寝をすると、そのあと約8時間、夜の睡眠に悪影響を及ぼす。午後6時、7時ごろの電車で居眠りをすると、日付が変わった午前2時、3時まで眠気が湧きにくくなるかもしれないのだ。寝つきにくいうえに、睡眠の質も大幅に下がることが多い。帰りの電車の中では、眠くてもぐっと我慢の一手だ。座ればどうしても眠くなるのなら、席が空いていても立っているほうがましとさえいえる。

一方、職場に向かう朝の電車はまったく違う。夜の睡眠にはほぼ影響しないので、睡眠不足の際には補っておくチャンス。積極的に眠ってもかまわない。

第6章

熟睡できる人の「夜の習慣」、ぜんぶ集めました。

夕食は熱々＆激辛メニュー。
寝る2時間前にぬるめのお風呂。
スマホとPCには要注意。
「熟睡できる人」の
夜の過ごし方に学ぼう！

ぐっすり眠れる人は、熱い料理を食べて深部体温を上げておく

寝床に入っても、なかなか眠れない。とくに暑い季節は寝つきが悪い……。こうした睡眠の悩みを抱えている人は、普段、夕食でどういった料理を食べているのか、思い起こしてみよう。

汗をかくのが嫌だから、あるいは熱い料理は苦手だからと、冷めたものばかりを食べているのなら、その習慣がスムーズな寝つきの邪魔をしている可能性がある。

夜が更けるにつれて、眠気が自然に訪れる人は、晩の食卓に熱々の料理がよく上がっているのではないか。夜にそういった料理を汗をかきながら食べると、数時間後、すみやかに寝つきやすいものなのだ。

熱い料理が眠気を呼ぶのは、深部体温の変動と関連している。深部体温とは体の表面ではなく、内部の温度のことだ。

人間は恒温動物ではあるが、昼と夜ではやや深部体温が違う。最も低温になるのは早朝で、昼間活動するにしたがって上昇。そして夜が更けると、脳と体を休めるために急激に下がり、この動きに連動して眠気が訪れる仕組みになっている。

快眠を得るのに重要なのが、夜の深部体温の下がり具合。大きく下がると強い眠気が起こり、深い眠りをもたらすことがわかっている。

このような体のメカニズムから、夜になって深部体温をいったん高めておけば、眠りにつきやすくなる。

深部体温を上げる方法はいくつかあり、手軽にできる習慣のひとつが夕食の取り方だ。方法は簡単で、熱い料理を食べるだけでいい。とくにおすすめは鍋料理で、食べると体の芯から温まり、同時に深部体温も上がっていく。

一方、冷めた料理を口にしても深部体温は上昇しないので、夜が更けたときの下げ幅が大きくならない。

より良い眠りを手に入れたいのなら、夏でもなるべく熱い料理を食べるようにしたいものだ。

キムチを毎晩食べて、カプサイシン効果で深部体温を上げる

寝つきが良くなるとはいっても、暑い季節に熱い料理は苦手。そんな人は、夕食で辛い料理を積極的に食べてみるといい。

唐辛子を効かせた料理を食べると、辛み成分であるカプサイシンが中枢神経を刺激し、アドレナリンを活発に分泌させる。アドレナリンは体脂肪の分解を促進し、エネルギーの代謝を盛んにするホルモン。その効果によって体温がいったん上昇し、その後、発汗を促して体温をぐっと下げる。熱い料理を食べたときと同じように、深部体温を大きく変動させることができるのだ。

とはいっても、毎晩、激辛料理を食べ続けるのは難しい。そこで、副菜にキムチを出してはどうだろう。カプサイシンにはダイエット効果もあり、血圧やコレステロール値を下げる働きも確認されている。健康維持のためにもおすすめだ。

夕食は食物繊維たっぷりのメニュー。そんな人はスムーズに寝つけて眠りも深い

野菜やキノコを使った料理をよく食べ、糖質は控えめ。一方、こってりした肉料理が大好きで、ご飯はいつも大盛り。どちらの食べ方が健康的かといえば、考えるまでもないだろう。

じつは、睡眠に関しても同じ。米国コロンビア大学の研究によると、食物繊維たっぷりの夕食を取った人はすみやかに寝つくことができ、ぐっすり眠る深い睡眠も増えた。一方、脂肪や糖質の多い夕食を取った場合、寝つくまでに平均30分近くかかったうえに、中途覚醒が増えて深い睡眠を得られにくくなった。

食物繊維には血糖値の急上昇を抑える働きがあり、その作用によって睡眠が安定すると考えられる。善玉菌のエサになって、睡眠との関連性が強い腸内環境を整える効果も大きいだろう。熟睡したいのなら、食物繊維が豊富な食品は欠かせない。

主食はＧＡＢＡたっぷりの発芽玄米ご飯。気持ちが鎮まってぐっすり眠れる

健康にいいからと、ご飯は白米ではなく、食物繊維やビタミン、ミネラルたっぷりの玄米を食べる。こうした食習慣の人は、肥満や便秘になりにくいだけではなく、睡眠の満足度も高いことを知っているだろうか。

玄米を主食にすると、豊富な食物繊維が睡眠に好影響を与えるのに加えて、含まれている「ＧＡＢＡ（ギャバ）」という成分の働きも期待できる。

ＧＡＢＡとは「γ《ガンマ》－アミノ酪酸《らくさん》」というアミノ酸の一種。体内では脳や脊髄などに存在する有効な神経伝達物質で、興奮や不安な気持ちを鎮めて、精神を安定させる機能を持っている。

近年、ＧＡＢＡは睡眠に好影響を与えると、注目度がアップしてきた。リラックスできてスムーズに寝つける効果をうたって、成分が添加されたチョコレートやドリン

ク、サプリメントなどが次々に開発されている。

ＧＡＢＡの睡眠に対する働きについては、さまざまな研究で証明されている。たとえば、ＧＡＢＡを就寝30分前に１００㎎、１週間続けて摂取したところ、脳が休まる深い眠りであるノンレム睡眠が増えたという。

寝る前ではなく、日中にＧＡＢＡを摂取した場合の効果について調べた研究もある。毎日15時にＧＡＢＡを１００㎎、１週間続けて摂取した実験だ。その結果、やはり夜の睡眠の質が高くなり、ぐっすり眠れたという満足感が向上した。

ＧＡＢＡが多く含まれているのは、トマトやジャガイモ、ナス、カボチャ、モヤシ、メロンなど。主食の穀物では、発芽玄米もＧＡＢＡの重要な供給源となる。同じ野菜や果物は何日も続けて食べにくいが、主食なら1日3回食卓に上げても抵抗はない。最近、ぐっすり眠れないという人は、白米を発芽玄米に替えてみてはどうだろう。

ＧＡＢＡは睡眠改善効果のほかにも、認知機能の向上や血圧の低下、肝臓や腎臓の機能改善、ダイエットなどの効果が知られている。毎日、玄米を食べているうちに、体調も良くなりそうだ。

「睡眠ホルモン」メラトニンを簡単かつ大量に摂れる飲みものがあった!?

夜が更けてくると、自然と眠くなってくる。これは「睡眠ホルモン」ともいわれるメラトニンが分泌され、脳に働きかけて眠りを誘うからだ。

じつは、メラトニンは食品にも含まれており、豊富なものを夕食で摂ると、より熟睡できる可能性がある。その代表的な食品がケールの青汁だ。青汁といえば、朝に飲むドリンクというイメージがある。あえて夜に口にする人は、眠りとメラトニンの関係性をよくわかっているのではないか。

100g中に含まれるメラトニンの量は、白米100ng（ナノグラム）、トウモロコシが139ngなのに対して、ケールは4300ngと一桁多い。夕食でご飯をしっかり食べ、食後にケールの青汁も飲むと、メラトニンをたっぷり補給できる。夕食時の定番の1杯にしてはどうだろう。

夜に飲むお茶は、カフェインがぐっと少なくなる「水出し緑茶」

寝る前に、カフェインが含まれるドリンクを飲むのは禁物だ。覚醒効果によって目が冴えて眠れなくなり、ようやく眠れたあとも、利尿作用が働いてトイレに何度か起きる羽目になりかねない。

カフェイン入りのドリンクといえば、コーヒーや紅茶、緑茶など。ところが、夕食のときに平気で緑茶を飲む習慣があり、それでも逆に寝つきが良い人もいる。これはどういうことだろうか。

そういった人が飲んでいるのは、じつは水出し緑茶。カフェインは水温が低いほど溶け出しにくくなる性質がある。一方、脳の興奮を抑える働きのあるテアニンという成分は、水出しにしても十分溶け出す。夜の熱い緑茶はNGだが、水出し緑茶なら質の高い睡眠につながるわけだ。

ぐっすり眠る人の夕食は早め。寝る3時間前までには済ませている

食事をして、おなかがいっぱいになったら眠くなる。その勢いのまま寝床に入り、目をつぶるときが1日の最後の幸せ……。確かに、こうして眠ると、気持ちがいいと感じるかもしれない。けれども、それは錯覚だ。

毎日ぐっすり眠り、疲れがしっかり取れる人は、夕食のあとですぐに寝ることはない。少なくとも食後2〜3時間たってから、寝床に入るようにしているだろう。

ご飯を食べたら眠くなるのは、「満腹ホルモン」ともいわれるレプチンが分泌されるからだ。レプチンは満腹中枢に働きかけて、食欲を抑えるのが主な仕事だが、ほかに眠気を呼ぶ作用も持っている。

とはいえ、レプチンのメインの働きは、あくまでも食事を終わらせて胃腸を働かせる作用にある。食後は食べたものを消化するのが、体のいちばんの仕事。しばらくの

間、胃腸はフル回転しなければいけない。夕食と就寝の間は大分空けておかないと、体も脳もしっかり休むことはできないのだ。

食後に血糖値が上昇するのも、食べてすぐに寝てはいけない理由のひとつ。血糖値が上がると、それを抑えるためにインスリンが分泌される。眠っているときには、インスリンの作用が効き過ぎて、交感神経を刺激してしまう。本来、眠るときには副交感神経が優位になり、心身ともにリラックスした状態を保つ必要がある。その逆に交感神経が高まると、入眠しても浅い眠りしか得られない。

また、午後10時以降になると、「肥満遺伝子」ともいわれる「BMAL1（ビーマルワン）」の分泌が非常に多くなるのも問題だ。BMAL1は脂肪がエネルギーとして使われるのを抑える遺伝子。夜が更けてから食事をすると、その働きによって、食べたものが脂肪に変わりやすくなってしまう。

快眠と健康維持のために、夜遅く食べてすぐに寝る習慣は良くない。夕食は遅くても午後10時までに終えて、食後は最低2時間、できれば3時間空けてから寝ることが大切だ。

残業で帰宅が遅くなるとき、とりあえずおにぎりを食べる人は睡眠のプロ!

夜が更けてからの食事が良くないとはいっても、残業が多くて帰宅が遅い人は、早い時間に食べるのは難しそうだ。しかし、仕事が忙しくても、工夫することによって、遅い食事を避けている人もいる。

夜12時には寝たいけど、帰宅は10時以降になる。こういった場合、19時ごろまでにおにぎりなどを食べて、いったんエネルギーを補給しておく。そして、帰宅後は糖質は口にしないで、おかずやスープなどの軽めの食事を取る方法だ。

こうして2回に分けて夕食を取ると、寝ついてからの胃腸の働きを最小限に抑えられ、エネルギーと栄養を必要なだけ摂取できる。夜遅くなってから糖質を摂取しなくて済むので、睡眠中の血糖値の上昇も抑えられるなど、夕食の「2回食べ」はメリットばかり。残業が続くときなどに試してみよう。

ホップの香り効果が眠りを誘う!?
ビールはうまいだけではなかった

1日の疲れを癒してくれるお酒。適量を守ることができるのなら、リラックス効果を得るために楽しんでもいいだろう。睡眠薬代わりの寝酒ではなく、料理とともに飲む晩酌に限るのはいうまでもない。

お酒にもいろいろな種類があるが、晩酌をうまく快眠につなげる人は、ビールをよく飲んでいそうだ。ビールの香りづけに欠かせないホップは、じつはヨーロッパでは薬草の一種。緊張や不安をやわらげる効果が知られており、乾燥させたホップの花はハーブピローとして枕の材料にも使われてきたほどだ。

気持ち良く眠るために、夕食でビールを飲むのは問題ないだろう。ただし、あくまでも適量の範囲内にしよう。厚生労働省によると、生活習慣病のリスクを高める飲酒量は、ビールなら男性で中瓶（500㎖）2本以上、女性は1本以上としている。

気持ちよく眠りにつくには、お風呂に入る時間が何よりも重要だった！

1日の疲れを取る入浴。疲労をしっかり回復し、穏やかな気持ちになって、寝床に入ってすぐに寝つける人は、ぬるめのお湯にゆっくり浸かっていることだろう。

深部体温がいったん上がって、それからぐっと深く下がるときに強い眠気が訪れる。こういった入眠への動きを強く後押しするのが入浴だ。

入浴は最も簡単に深部体温を上げられる方法。全身の血流が促されて、体の芯から温まる。ただし、どのような入浴の仕方でもいいわけではなく、気持ち良く寝つくには押さえるべきポイントがある。

ひとつは風呂に入る時刻だ。お湯に浸かって上昇した深部体温は、数10分程度では下がらない。このため、寝る直前に入浴すると、体のポカポカがなかなか収まらないで、眠気が湧かないまま時間が過ぎていく。

深部体温がいったん上がったのち、ようやく眠気が訪れるほど下がるまで、1時間半から2時間ほどかかる。風呂に入るベストのタイミングは、この時間を逆算することではじき出せる。たとえば日付が変わるころに寝たい場合、午後10時から10時半くらいに入浴すればいいというわけだ。

もうひとつのポイントはお湯の温度。避けたいのは熱過ぎるお湯で、交感神経が活発に働くようになり、心身の興奮状態がしばらく続いて眠れなくなる。

気持ち良く眠りにつきたいのなら、お湯の温度は38℃から40℃ほどが適温だ。こうしたぬるめのお湯に浸かると、副交感神経が優位になって心も体もリラックスでき、スムーズな寝つきへと向かえる。

お湯に浸かる時間もポイントのひとつで、10分程度、肩まで浸かるのがいいだろう。それ以上長くなると、交感神経の働きを高めてしまう可能性がある。

風呂から出たあとは、深部体温が自然に下がっていくようにしよう。暑い季節には、エアコンの冷たい風に当たりたいかもしれないが、湯冷めをすると自律神経に負担がかかってしまう。入浴後はリラックスした状態を保つことが大切だ。

ぬるめの風呂では物足りない人は、夕食前の早い時間に熱い湯を楽しむ

夜が更けて自然と眠気を感じるようにするには、ぬるい風呂に入るのがいちばん。しかし、なかには江戸っ子のような気質で、お湯は熱々でないと気が済まない、という人もいそうだ。

どうしても熱いお湯に浸かりたい場合、ぬるめの風呂よりも一層、入浴する時間が重要になる。交感神経が優位になって、1～2時間程度では切り替わらない可能性が高く、なかなか眠気が湧いてこないからだ。

熱い風呂に入っても寝つきが悪くない人は、入浴する時刻を早めに設定していることが多い。仕事などから帰宅したら、すぐに風呂を沸かして入り、それからゆっくり夕食。その後、テレビでも観ながら数時間リラックスするうちに、ようやく眠くなってくる。ぬるめのお湯では物足りない人は、こうした生活リズムにしよう。

夏は帰宅後、すぐに入浴して汗を流し、寝る1時間前にもう一度入る、という裏ワザが！

多くの季節、寝る1時間半前に入浴する人でも、汗をだらだらかくような暑い時期だけは例外。帰宅後、すぐに風呂に入ってさっぱりしたくなるかもしれない。

このような入浴の仕方をすれば、いったん深部体温が上がっても、寝床に入る大分前に下がってしまう。これでは、寝つきたい時間と眠くなる時間がずれて、入眠するのに苦労する可能性もある。

とはいっても、汗をかいたままで夕食を取って、そのあともなかなか入浴できないのは辛い。やはり、汗を早く流しておきたいのではないか。

そこで暑い季節は、帰宅後に風呂を済ませておいたうえで、寝る1時間半から2時間前に再び入浴するという手がある。湯船に10分ほど浸って深部体温を上げておくと、ちょうど寝る時間になるころに強い眠気が湧いてくるはずだ。

シャワーだけで済ますなら、首の後ろにお湯を10分当てるのが熟睡の秘訣

冬はもちろん、春と秋も湯船にお湯をためるけど、夏はちょっと無理。体が熱くなるのはイヤなので、シャワーでサッと済ませる。

こういった人は少なくなさそうだ。スムーズな入眠のためには、お湯に浸かるのがベストではあるが、風呂から出たあとで汗をかきたくないという気持ちもわかる。

しかし、快眠を得るためには、やはり深部体温をいったん上げておきたい。湯船に浸からないのに、深部体温を上手に上げている人は、首の後ろ側を重点的に温めている。ここには太い血管が集まっており、シャワーのお湯を当てることによって、全身の血行が良くなるからだ。

シャワーの温度はやや熱めで、できれば10分程度当て続けたい。寝床に入る時間から逆算し、ベストのタイミングでシャワーを浴びるのもポイントだ。

体調などで入浴できないときは、熱めのお湯で足湯をする

風呂には毎日入るのが理想だが、体調などの面から、入浴できない日もあるだろう。そうした場合、体の一部分だけを温めて、あとで眠気を高める裏ワザがある。足湯でリラックスするのだ。

お湯は42〜43℃のちょっと熱めがいい。バケツなどにお湯をためて、くるぶしまで浸け、椅子に座って本でも読みながら5分程度温まる。途中でぬるくなってきたら、熱いお湯をつぎ足そう。

家族が風呂に入ったあと、湯船のお湯をくるぶし程度の浅さになるまで抜いて、熱いお湯を少しつぎ足してから入る手もある。

足湯に入ると、足の温度がいったん上がり、その後、足先から勢いよく放熱するにしたがって眠気が湧いてくる。風呂に入れない日に試してみよう。

眠気が遠ざかってしまうから、熟睡する人は寝る直前に歯磨きはしない

眠る前には歯磨きをして、口の中をスッキリさせるのが当たり前。では、眠りと関連づけた場合、いつ行うのが正解なのか。大半の人は寝る直前に歯磨きをしているかもしれないが、じつは寝る1時間ほど前に済ませる人のほうが寝つきやすい。

寝る直前に歯磨きをしないほうがいいのは、受ける刺激が強く、交感神経を優位にする可能性があるからだ。いったん交感神経が優位になると、副交感神経に切り替わるまで眠気は訪れない。このため、しばらく眠れなくなることも考えられる。

また、歯ぐきが刺激されると、睡眠を促すホルモンであるメラトニンの分泌に悪影響を与えるという報告もある。

これらのデメリットから、歯磨きは早めに済ませておくのが得策。寝る直前に口の中をキレイにしたいという人は、軽くうがいをするのがいいだろう。

夜遅くまでパソコン仕事をする人は、蒸しタオルで目を温めてから寝る

家で夜遅くに仕事をするのは避けたいものだが、せざるを得ないときがあるかもしれない。そういった場合、仕事を終えてからすぐには寝ないほうが賢明だ。

夜遅くまでモニターや細かい字を見ていると、目が疲れて眼精疲労になりがち。目のかすみや充血などに加えて、自律神経のバランスが崩れることから、頭痛や肩こりなどの症状も起こりやすい。筋肉が緊張して固まり、交感神経が優位になっていれば、スムーズに入眠するのは難しい。

遅くまで仕事をしても、快適に眠りにつける人は、寝る前にしっかり目のケアをする。濡らしたタオルを電子レンジで1分ほど加熱。その蒸しタオルを目の上に10分ほどのせておくと、目のまわりの血行が促されて、緊張していた筋肉がほぐれていく。同時に副交感神経の働きが高まるので、眠気も自然に湧いてくるはずだ。

寝床にスマホを持ち込む人と持ち込まない人は、寝つきの良さがまるで違う！

いまや生活に欠かせないアイテムのスマホ。ちょっとでも時間ができると、すぐに手に取り、ＳＮＳやネットをチェックする人は多いだろう。

日中から夕食を終えてすぐあたりまでなら、そういったスマホ依存の生活をおくっても、あまり問題はない。しかし、寝床にまで持ち込んで、寝る直前もスマホを開くのは禁物だ。それでは、毎晩のように睡眠不足になってしまうのではないか。寝床に入るとすみやかに寝つき、ぐっすりと深い睡眠を得られる人は、夜遅くまでスマホを見るようなことはしない。

夜が更けてスマホを見てはいけない理由のひとつは、強い光であるブルーライトが目に悪影響を与えるからだ。

寝室の照明を消して寝床に入り、目の前のスマホが発する明るい光だけを見る。これは寝つく前の習慣として最悪といっていい。

ブルーライトは太陽光線にも多く含まれている青い波長の光。目の網膜が浴びると、強い刺激を受けて脳が覚醒し、睡眠にいざなうホルモンであるメラトニンの分泌が抑えられる。その結果、もう寝るべき時間なのに眠くならないという、とても困った事態に陥ってしまうのだ。

ブルーライトの害に加えて、スマホを見ることにより、脳が興奮するデメリットも大きい。ＳＮＳやゲーム、刺激的なニュースなど、スマホから得られる情報は脳を覚醒させるものばかり。これでは、どんどん眠気が覚めるのも無理はない。

中国の第二軍医大学が２０２０年に発表した研究報告によると、就寝30分前からスマホを使わないようにすると、眠りにつくのが12分早まる、眠気が強まる、睡眠時間が18分長くなる、主観的な睡眠の質や起床時の気分が良くなる、といったプラスの結果が出た。

夕食後はスマホは見ない、寝床から手の届くところに置かない、寝床の近くで充電しない。こうした対策を取れば、スマホが原因の睡眠不足から抜け出せる。

熟睡できる人は、寝る2時間前から明るい照明の光を浴びない

寝る直前まで、白色系の明るい照明のもとで過ごす。こういった習慣のある人は、なかなかぐっすり眠れない可能性がある。

睡眠の質を落とすブルーライトは、ＬＥＤの照明や白色系の蛍光灯にも含まれている。スマホと同じように、これらの照明が発する強い光も、寝床に入る1～2時間くらい前からは目に入らないようにしよう。明るい光源が目に入ったら、脳が覚醒して眠れなくなるかもしれない。

ごく自然に眠気が訪れる人は、温かいオレンジ系の照明のもとで夜を過ごしていることだろう。夕食後にリラックスしながら過ごす部屋には、そういったタイプの照明を取りつけておきたいものだ。明るさの調節ができる器具の場合、寝床に入る30分前くらいにやや暗めに切り替えると、眠気が一層湧くようになる。

第7章

熟睡できる人の「寝室を整える習慣」、ぜんぶ集めました。

寝室の環境が良くなければ、
熟睡するのは難しい。
ベッドや布団、枕、照明、
香り、カーテンなどについて、
ポイントを押さえておこう。

立っているときの姿勢をキープできる枕で寝る

神経質な人を表現する「枕が変わると眠れない」という言い回しがある。実際、枕は非常に重要な睡眠のアイテム。眠りの質を大きく左右することもあり、熟睡できる人はこだわって選んでいるはずだ。

こだわりとはいっても、その対象は枕の材質ではない。そばがら、ビーズ、羽根、ウレタンなどさまざまなタイプがあるが、寝たときに頭が沈み過ぎず、ある程度の弾力性があるのなら、どういった材質のものでもかまわない。

材質よりも重要なのは、首をしっかり支えてくれるかどうか。頸椎に無理な力がかからない姿勢を保てる枕で眠りたいものだ。

そのためには、枕の高さが大きなポイントとなる。仰向けになったときに、頭から首、肩にかけてS字状のカーブを自然に描き、立っているときの姿勢を再現できる高さがベストといえる。ちょうどいい高さの枕で寝ると、頸椎に負担がかからないので楽に呼吸ができる。

一方、枕が高過ぎる場合、頸椎が圧迫されて、肩や背中にも負担がかかる。あごが下がった不自然な姿勢を強いられるため、首から肩の血流が悪くなって、肩こりなどにつながってしまう。

枕が低過ぎるのも、頭が下がる姿勢になるので良くない。寝ている間に頭に向けて血液が必要以上に送られ続け、頭痛などを招く恐れがある。また、枕が低過ぎた場合、横向きの姿勢のときに首や肩の負担が大きくなるので注意が必要だ。

購入する際、どの程度の高さがいいのか判断できなかった場合、低めのものを選ぶといいだろう。高めの枕はそのまま使うしかないが、低めなら下にバスタオルなどを敷くことにより、高さの調節ができる。

高さのほかには、大きさも注意すべきポイントだ。睡眠中には何度も寝返りを打って、こもった熱を逃がしたり、血液の流れを変えたりする。寝返りを打ちやすいように、枕の横幅は頭3つ分ほどあるものを選ぶようにしよう。

マットレスを買い替えるとき、好みのものから硬めを選ぶ

寝返りを打つとき、どうもスムーズに動けない。こういった場合、長年使ったベッドのマットレスが劣化し、体重が多くかかる部分がへこんでしまったのではないか。毎日ぐっすり眠りたい人なら、買い替えどきだと決断しそうだ。

マットレスを買い替えるとき、チェックすべきなのは硬さだ。基本的には、体重が重い人は硬め、やせている人は軟らかめ、標準的な体型の人は硬からず軟らかからずがいい。また、横向きで寝ることが多い人は、肩が沈んだほうが安定するので軟らかめが向いている。迷った場合は、やや硬めを選ぶと間違いが少ない。実際に使ってみて合わなくても、ベッドパッドなどを使えば軟らかくできるからだ。

マットレスも睡眠の質にかかわる重要な要素。同じ部分に体重がかかり続けないように、半年に1回ほどは上下や裏表を入れ替えることも大切だ。

ぐっすり眠る人は寒い季節、羽毛布団の上に毛布をかけて寝る

ぐっすり眠るには、夏は寝室を涼しく、冬は温かくする必要がある。夏はエアコンまかせでいいが、冬の場合は布団を使った保温の仕方がカギになる。

寒い季節に最適なのが羽毛布団。軽くて保温性が高いのはもちろん、吸湿性や放散性にも優れている。

この羽毛布団に、毛布をどう合わせたらいいのか。体にまず毛布をかけ、その上に羽毛布団をかけるというのが一般的だろう。しかし、寒い季節でも熟睡できる人の眠り方は違う。羽毛布団の上に毛布をかけて寝るのだ。

誤解している人が多いようだが、羽毛布団は毛布を間にはさまないで、体の上に直接かけるほうが保温効果が高くなる。体から発する温かい空気が羽毛の中に入り込み、羽毛がふくらんで保温性がアップするからだ。

これに対して、体と羽毛布団の間に毛布があると、体温が羽毛布団に伝わりにくくなってしまう。

毛布を使うのなら、羽毛布団の上にかけるのが正解だ。寝具のフタの役割をするので、温かい空気が外に漏れるのを防ぐことができる。使っている毛布が重いものなら、もっと軽い薄手の布団やタオルケットをかけるといい。

ただ、羽毛布団の上に使いたいのは、手ごろな値段の化学繊維で作られた毛布。ウールやカシミヤなどの動物性繊維を使った高級毛布の場合は、寝間着の上に直接かけて使うほうが温かい。いわば、ウールのセーターを着るようなものだ。

また、掛布団が羽毛布団ではなく綿布団の場合、体と接しても温まりにくいので、どのような素材のものでも毛布を体の上にかけて寝るようにしよう。

さらに温かくするには、毛布を敷布団の上に敷くという手もある。毛布の上に寝る方法で、上から下に向かって、「毛布→羽毛布団→体→毛布→敷布団」という組み合わせになる。これが最も温かさを感じる使い方だ。

持っている寝具のタイプと照らし合わせ、冬にベストの寝方を考えてみよう。

寝室にラベンダーの香りを漂わせ、その催眠効果で深～く眠る

毎日ぐっすり眠っている人のなかには、アロマテラピーを利用している人がいる。眠りを誘う香りを寝室に漂わせ、リラックスして入眠するのだ。

睡眠に効果のある香りとしては、ラベンダーが最もよく知られている。日本で大学生を対象に行った脳波実験では、ラベンダーの香りをつけた布団で眠ってもらったところ、深く眠っている時間が明らかに長くなった。また、ロンドンの老人病院での研究報告によると、睡眠薬を常用している患者にラベンダーの香りをかいでもらうと、睡眠薬を使わなくても眠りが深くなったという。

香りに包まれて眠るには、精油を使うのがおすすめだ。コットンなどに1～2滴だけ含ませて、枕元に置いておこう。寝間着の胸にポケットがあるのなら、その中に入れておく手もある。精油は効き目が強いので、多めに使わないように注意が必要だ。

夜には眠気、朝には快適な目覚めをもたらす柑橘系の香りを味方にする

心地良い眠りをもたらす香りは、ラベンダーのほかにもある。自分の好みのものを見つけて、寝室で利用してはどうだろう。

まずは柑橘類の香り。100名以上を対象にした実験で、香りが眠りと目覚めに与える効果を調べたところ、オレンジはラベンダー以上に「夜のリラックス改善率」が高いことがわかった。それだけではなく、「朝の目覚め改善率」でもラベンダーに迫る好結果を示した。

こうした効果は、柑橘類の香りが褐色脂肪細胞に働きかけるからだとされる。褐色脂肪細胞はとても燃えやすい細胞。柑橘類の香りをかぐと、燃焼のスイッチがオンになって体温が上がる。

寝る前にかいだ場合、香りの効果でいったん上がった体温は、眠りに向けて下がっ

ていく。この高低差が大きいほど眠気が強くなるので、柑橘類の香りをかぐと入眠しやすいというわけだ。

一方、寝る前とは違って、起きたあとは体温が自然と上がっていく。このときに柑橘類の香りをかぐと、体温の上昇度合いがさらにアップ。これで脳も体もすっきりと目覚めることができる。

質の良い睡眠を得るために、寝る前に好きな柑橘類の果実を切って香りをかぐ、あるいは柑橘系の精油を利用してはどうだろう。

柑橘類のほかには、ヒノキのリラックス効果も確認されている。香りに含まれている成分を大学生にかいでもらったところ、寝つくまでの時間が45％短くなったという実験もある。この香り成分はセドロールという物質で、精油としても出回っている。

意外なものでは、タマネギの香りも睡眠の質を高めることがわかっている。働きかけるのは硫化アリルという物質で、タマネギを切ったときに目にツンとくる辛み成分だ。刻んだタマネギを枕元に置くなら、ほんの少しの量にしておこう。大量に置くと、寝室中が匂って大変なことになりそうだ。

夜にコーヒーを飲むのはNG。熟睡する人はコーヒーの香りをかいで寝る

コーヒーは覚醒効果があるので、夕食後に飲むのは禁物だ。眠気が全然湧かなくて、いつまでたっても眠れない夜になりかねない。

しかし、香りをかぐだけなら別だ。コーヒーの香りをかぐと、脳がリラックスしたときに出るアルファ波が多くなる。寝る前に少量だけ淹れて、香りを楽しむのを入眠儀式にしてもいいかもしれない。

ただし、寝る前に香りを利用する場合、注意しなければいけない点がある。豆によっては逆に目が冴えてしまうことだ。

リラックスできるのはブルーマウンテンやグァテマラなど。一方、ハワイ・コナやマンデリン、ブラジルサントスなどは脳を活性化してしまう。まず、家にあるコーヒー豆の種類を確認してからにしよう。

夏の夜でもよく眠れる人は、寝る30分前、ちょっと涼しめにエアコンをかける

近年、夏の猛暑はすさまじい。それでも、夜にはエアコンを消して寝る人がいるようだが、寝苦しいし熱中症にもなりかねない。やはり熟睡するためには、エアコンをつけたまま寝るのが正解だ。

設定温度は日中よりも1℃上げたほうがいいだろう。眠っている間、深部体温は1℃ほど下がるので、日中と同じ程度に冷やすと体に負担がかかる。夏の夜は26℃から28℃の間で温度設定するのがおすすめだ。

温度管理に一層気を使う人は、寝入りばなと就寝後の室温を若干変える。まず寝る1時間ほど前から、25℃程度の低めの温度で寝室を冷やしておく。そして、寝るときに温度設定をやや高めに変更するのだ。こうすれば、涼しいなかで寝つけ、入眠後は体が冷え過ぎない。熟睡するためには、エアコン操作にもひと手間が必要だ。

冬も寝るときにはエアコン派は、加湿器もかけて湿度をキープ

熟睡するためには、寝室の温度管理が大切。これは誰もが知っていることだが、湿度についてはどうだろうか。1年中、よく眠れる人は、寝室の湿度もしっかり調整しているものだ。

人間が最も快適さを感じる湿度は50％前後。寝室もこの湿度を保てば、すみやかに寝つき、深い眠りに入る。

梅雨や夏には湿度が80％を超える日もあるが、寝るときにエアコンを利用すれば簡単に管理できる。問題なのは、乾燥してときには湿度が30％ほどまで下がる寒い季節。そこで、冬の寝室では洗濯物を部屋干ししたり、加湿器を使ったりと、湿度を上げるための手だてが必要だ。部屋に湿度計を備えておいて、1年通じて50％前後をキープするように調整できればベストだろう。

寝室にはできるだけものを置かず、すっきりさせると熟睡できる

無理なく熟睡できる人の寝室は、すごくさっぱりしているものだ。ベッド以外のものはほとんどない。こうした寝室は、寝るための部屋だと脳が認識するので、ベッドに寝転んだだけで眠くなる。一方、寝室になくてもいいものがたくさんあると、部屋に入ってても脳がなかなか入眠に向けて切り替わらない。

また、掃除が苦手な人の場合、寝室にもいろいろなものが散らかっている。こういった空間にいると、「ストレスホルモン」ともいわれるコルチゾールが分泌されやすくなる。コルチゾールは体を臨戦態勢にし、脳を覚醒させる働きがあるので、一層寝つきにくくなってしまうのだ。

寝室にものが多くあり、落ち着かない空間になっているのなら要注意。睡眠に特化したシンプルな部屋に、早く作り替えよう。

ホコリが舞うと寝られない！寝室の清潔さは睡眠の質に大きくかかわる

眠りの質を左右する要素のひとつが、寝室の清潔さ。ぐっすり眠れる人の寝室は、掃除が行きとどいているものだ。

清潔でない寝室で寝ようとすると、小さなホコリが顔に舞い落ちて、ムズムズして眠れないことがある。ホコリがひどい場合は、無意識のうちに呼吸が浅くなって、深い眠りに入りにくくなってしまう。ダニの死がいやフン、花粉、ペットの毛なども大敵で、入眠を邪魔する鼻づまりやくしゃみの原因になる。

寝室はあまり汚れないから、掃除も手抜き。こういった人もいそうだが、睡眠の質に大きくかかわる場合があるので、考え方を改めたいものだ。熟睡を得るためには、頻繁に掃除機をかけて拭き掃除もしよう。布団を使う人は、ホコリがたまりやすい低い場所に横になるので、とくにしっかり掃除することが大切だ。

朝と晩、寝室はしっかり換気。これだけで睡眠の質がアップする

夏はひと晩中エアコンをかけて、冬は湿度に注意するなど、温度と湿度に関しては気にしている人が多い。その一方、同じ空気のことなのに、ほとんど知らんぷりをされている要素がある。寝室の空気の入れ替えだ。

デンマーク工科大学の研究によると、寝室のCO_2濃度が低くなるほど睡眠の質が改善し、翌日の眠気も少なく元気に過ごせるという。

三菱電機が睡眠と換気に関する調査を行ったところ、換気をしていない寝室のCO_2濃度は翌朝には4000㎙以上に上昇した。健康的なCO_2濃度とされる800〜1000㎙の4〜5倍もの汚れ方だ。これでは睡眠の質が低くなっても無理はない。

住宅環境が許すなら、エアコンをかけない時期は窓を開けて眠り、使用する時期は寝る前と起床時にしっかり換気をしよう。

寝室は寝るための部屋。だから、テレビやパソコンを置かない！

寝る前にリラックスしながらテレビを観るのが好き。あるいは、家族と違う番組を観たくて、ひとりで楽しんでいる。こういった理由から、寝室にテレビを置いている人は意外にいるようだ。

これでは寝室が寝るための部屋ではなく、テレビを観るための部屋になってしまう。入眠するのに苦労するケースも出てくるはずだ。テレビを観ながら寝落ちするから大丈夫、という人もいるかもしれないが、眠ったあともテレビがついていると、ずっと話しかけられている状態になる。それに脳が反応すれば深い眠りは得られない。

また、テレビではなくパソコンを置いて、寝る直前までゲームやインターネットに夢中になる人もいるだろう。これもやはり、寝室が寝るだけの空間ではなくなる悪い習慣といえる。早く別の部屋に移動させたいものだ。

ホテルの寝室のような色合いを好む人は、リラックスして眠りにつきやすい

寝室の照明は白色系ではなく、温かみのあるオレンジ系のほうが眠気が湧く。こうした照明の色味にこだわる人は少なくなさそうだが、インテリアの色についてはあまり気にしていない人が多いかもしれない。とはいえ、毎晩ぐっすり眠っている人なら、シーツやベッドカバー、壁のクロスなどの色にもこだわりがありそうだ。

リラックスできる代表的な色はベージュ。ホテルの客室のインテリアにこの色がよく使われるのは、気持ちを落ち着かせる力があるからだ。副交感神経を刺激する淡い緑系、鎮静効果や体温を下げる作用のある青系の色も寝室のインテリアに適している。これらのなかから、好きな系統を選ぶといい。

一方、寝室で避けたいインテリアの色は、赤やオレンジなどの強い暖色系。交感神経に働きかけるので、寝る前に気持ちが落ち着かない傾向がある。

明るい部屋で寝ると太る!?
照明はすべて消して寝る

真っ暗な部屋では寝られないからと、暗めの照明をつけたままにする人はいないだろうか。けれども、それでは熟睡するのは難しい。よく眠れる人は、すべての照明を消して、真っ暗ななかで寝るようにしているものだ。

寝室の照明の明るさと、睡眠の質との関係性は非常に強い。30ルクスを超える明るさのなかで寝ると、睡眠はひどく浅くなることがわかっている。

30ルクスとはロウソクを3本ともした程度の明るさ。それよりもずっと明るい読書灯をつけて本を読み、そのまま眠ってしまう人も少なくないだろう。この場合、眠りの質はさらに低下する。

読書からの寝落ちが習慣になっている人は、熟睡しにくいことから1日の疲れを完全に解消できていないはずだ。そして、毎日のように明るい部屋で寝ていると、体に一層良くないことが起こる。

奈良県立医科大学の研究報告を知ると、今晩からでも真っ暗な部屋で寝ようと思うのではないか。研究では、豆電球程度（約9ルクス）の明るさの部屋で寝ている人と、ほぼ真っ暗な部屋（3ルクス未満）で寝ている人の健康状態を比較。その結果、前者は後者と比べて、肥満の割合が1・9倍も多いことが判明した。

深い眠りに必要なメラトニンは、豆電球程度の明るさでも分泌が阻害されるので、睡眠不足になりやすい。睡眠が足りないと、食欲を増進させるホルモンが過剰に分泌される。このため、つい食べ過ぎて肥満を招いてしまうのだ。

真っ暗な部屋で寝ないと、中性脂肪やコレステロールの数値が高くなるという報告もある。豆電球をつけて寝たり、本を読みながら寝落ちしたりするのが習慣になると、生活習慣病の発症につながるかもしれないわけだ。

ぐっすり眠り、健康をキープするために、照明はすべて消して寝るようにしよう。夜中にトイレに行くとき、真っ暗なのがいやという人は、人感センサーのフットライトをつけるという手がある。

寝るときは、どんなに寒くても靴下を履いてはいけない

寒い季節になると、手足が冷えてたまらない。布団に入ってもなかなか温まらず、冷たい足先に不快感を覚えながら目を閉じ続ける……。

こうした冷え性の人は、真冬には靴下を履いて寝ているかもしれない。しかし、冷え性でもぐっすり眠れる人は違う。決して靴下を履かず、素足のままですんなり寝つき、しかも深い眠りを得るものだ。

靴下を履いて寝ると、足先の不快感がなくなるので、寝つき自体は良くなる可能性がある。だが、眠りに落ちたその先が良くない。

眠るときには手足の先から熱が放出され、体温が低くなっていく。深い眠りに入るためには、この機能がしっかり働くことが必要だ。ところが、靴下を履いて寝ると、足先から熱をスムーズに放出できない。このため、寝ついたあと、深い眠りに入って

いくのが難しくなるのだ。

では、どうすれば質の高い睡眠を手にすることができるのか。冷え性なのに熟睡できる人の対策のひとつが、レッグウォーマーを履いて寝る習慣だ。

靴下を履くのとどう違うのか？と思うかもしれないが、体に対する働きかけはまるで異なる。レッグウォーマーが温めるのは、足先ではなく足首。じつは足の冷えを解消するには、足先よりも足首を温めるほうが効果的なのだ。

足首には脂肪や筋肉が少なく、皮膚のすぐ下には血管が走っている。体のなかでも非常に冷えやすいところだが、逆にいえば、血液を温めやすいともいえる。レッグウォーマーで保温すると、足首を流れる血液が温まって、足先の冷えが改善されることが大いに期待できる。

足先が温まると、熱の放出もスムーズに行われる。深部体温がすんなり下がるので、寝つきが一層良くなり、深い睡眠を得られるというわけだ。実際、レッグウォーマーを履いて寝ると、眠りの質が高まって、夜中に起きる回数も減ることが確認されている。簡単で効果大の方法なので、冷えに悩んでいる人はぜひ試してみよう。

カーテンを少し開けて就寝。これで朝日を浴びながら目覚められる

夜になるといつもの時間に眠気が訪れ、すみやかに寝ついて、しかもぐっすりと深く眠る。このような熟睡できるタイプのなかには、寝る前に寝室のカーテンを完全には閉めない人がいる。

朝起きてすぐに太陽光線を浴びると、夜の眠りに誘うメラトニンの材料、セロトニンが分泌されはじめる。そこで、朝いちばんから寝室に光を取り込むため、カーテンを10㎝ほど空けておくのだ。こうすれば、起きて目を開けた瞬間から、網膜が光をしっかり感じることができる。

朝に向けて部屋が少しずつ明るくなっていくのも、カーテンを開けて寝るメリットだ。起きる時間が近づいていると脳が判断し、すっきりとした目覚めにつながる。寝室が外からのぞかれない造りになっているのなら、ぜひ試してみよう。

交代制勤務で昼間に熟睡できる人は、遮光カーテンで部屋を暗くする

交代制の業務に就いている場合など、仕事の内容によっては夜に寝て朝起きるという、ごく自然な睡眠の仕方ができない場合もある。

こうしたときにも、しっかり眠れないと疲れは取れないし、慢性的な睡眠不足になれば体調が悪化しかねない。

昼間に睡眠を取る必要があり、しかもしっかり眠れている人は、寝室の窓に遮光カーテンを利用する。

遮光カーテンは光の遮り方により、1級から3級まで分けられている。昼間に熟睡したいのなら、遮光1級のカーテンがおすすめだ。光をほぼ完全にシャットアウトするので、昼でも夜の寝室のような状態に変えてくれる。

ただし、寝室を暗くすることができても、昼間には車のエンジン音や生活音など、

さまざまな騒音が生じる。

若い年代はそれほどでもないが、中年以降になると、睡眠中の突発的な音によって目覚めやすくなる。音によって起きやすいという自覚があるのなら、耳栓をするなど、騒音対策も行ったほうがいいだろう。

窓から入ってくる騒音が多い場合は、光対策も含めて、シャッターを閉めて寝るという選択肢もある。

なお、遮光カーテンが効果を発揮する対象は、昼に睡眠を取る人だけではない。理想の起床時間まで寝続けることがなかなかできず、それよりも少し前に目が覚めてしまいがちな人の場合、2級から3級の遮光カーテンをつけるといいだろう。

遮光1級とは違って部屋が真っ暗にはならないが、一般的なカーテンと比べるとかなり暗くできる。朝の光で目が覚めやすいのなら、こうした遮光カーテンをつけると、より長く眠っていられる可能性がある。

第8章

熟睡できない人の「眠れない習慣」、ぜんぶ集めました。

寝る前にタバコを吸ったり、
仕事のメールをチェックしたり、
ペットと同じベッドで寝たり…。
眠れない人のNG習慣を
決してマネしてはいけない！

寝る前に最後の一服。そのタバコで1時間眠れなくなる！

体にとても悪いとはわかっていても、なかなかやめられないのがタバコ。なかには寝る直前になって、一服する人も少なくないようだ。

「タバコを吸うと気持ちが落ち着くので、眠りにつきやすい」などと言うヘビースモーカーもいるが、間違っている。

タバコに含まれているニコチンには、確かに鎮静効果がある。その意味からすると、寝る前の一服には意味がありそうな気がするかもしれない。しかし、その一方で、ニコチンは覚醒効果も持っている。そして、両者が心身に及ぼす影響を比べると、覚醒効果のほうがずっと強いのだ。

寝る前にタバコを吸っても、決して気分が安らかになって眠気が訪れることはない。それどころか、逆に頭が冴えてくる。ニコチンが体内で半減するのは20～30分後なので、吸ってから1時間近くも覚醒効果が続いてしまう。

タバコを吸う人は、吸わない人と比べて、寝床に入ってから寝つくまでの時間が平均で5分長いという研究がある。そのうえ、いったん眠っても、深い睡眠は14％少なく、浅い睡眠は24％も多い。

寝る前の酒が睡眠に悪影響を及ぼすのと同じく、タバコを吸っても睡眠の質が落ちてしまうのだ。

タバコを吸う人はいびきをかきやすい、という調査もある。タバコを吸わない人と比べて、吸う人はいびきをかく割合が2・29倍多く、吸う本数が多いほどその傾向は強くなっていく。

いびきは睡眠の質を低下させる要素のひとつ。この点からも、タバコは良くないというわけだ。

しかも、タバコを吸う人の家族も、いびきをかく割合が増える傾向にあることもわかっている。自分だけではなく、家族の睡眠の邪魔もするのがタバコ。喫煙者は何かと理由をつけて、禁煙を先延ばしにしようとする。とにかく、早く禁煙するべきだ。

寝る前のメールのチェックには、「エスプレッソ2杯分」の覚醒効果がある！

夜はできるだけスマホを見ないようにしていても、寝る前の仕事関係のメールのチェックだけは怠らない人がいる。これは寝る直前に行う最悪のルーティンだ。

寝る前のスマホ使用が良くないのは、強い光であるブルーライトが脳を覚醒させるのが理由のひとつ。そして、さらに大きな弊害が、スマホから得た情報で脳が興奮することで、その最たるものが仕事関係のメールによるストレスだ。

ブルーライトが睡眠に及ぼす悪影響を報告した、英国エジンバラ睡眠センターのクリス・イジコフスキ氏によると、仕事関係のメールを見ると、エスプレッソコーヒーを2杯飲んだときと同じほどの興奮状態に陥るという。しばらく目が冴えて眠れなくなるので、絶対にやめるようにしよう。それに、寝る前にメールを見ても対処できることはない。まったく無駄で、デメリットしかない行動だ。

夜はテレビを観ながらうたた寝。気持ちいいけど、睡眠の質は爆下がり！

夕食後、寝転んでテレビを観ているうちにウトウト……。とくに酒を飲んだあとは眠気が湧いて、つい目をつぶってウトウト……。

眠気にまかせたうたた寝は、とても気持ちがいい。しかし、そのちょっとした眠りが、寝床に入って寝つくまでの時間を長くしてしまう。

眠気のメカニズムについてはまだ完全に解明されていないが、眠りを引き起こす物質が実際にあることはわかってきた。この睡眠物質が脳に一定の量までたまると、まるで「鹿威し《ししおど》」がガクンと垂れるように急に眠りに落ちる。

夜になってからのうたた寝は、この睡眠物質を小出しに消費する。その結果、一定量に達するのが遅くなり、眠気を感じる時間も後ろ倒しになってしまう。質の良い睡眠を得たいのなら、夕食後、すぐに眠れるような姿勢を取るのは禁物だ。

かわいいペットといっしょに眠りたい。だけど、睡眠の質は大幅ダウン！

同じ布団のなかで、かわいいペットが眠っている。手を伸ばすと、そこには柔らかい毛。優しくなでていると、それだけで何となく気持ちが安らいでいく。やっぱり、ペットと寝るのはいいものだ。

ペットを飼っており、深い愛情をもって接している人は、このような夜を過ごしているケースが少なくないかもしれない。

ペットといっしょに寝るメリットは確かにある。添い寝をして、さわったりなでたりしていると、「愛情ホルモン」ともいわれるオキシトシンが分泌され、幸せな気分になっていく。寝るときもいっしょにいれば、飼い主との絆も深まるだろう。

こういったメリットがある一方、残念ながら、デメリットのほうが多いのは間違いなさそうだ。

まず、寝ているときもペットが気になり、無意識のうちに眠りに集中できなくなる可能性がある。とくにペットが小さな場合、寝返りのときに押しつぶしてしまわないかという不安が消えず、浅い眠りが増えて睡眠の質が下がるだろう。

ペットは体温が高いのも見逃せない。ネコやイヌの体温は38～39℃あるのが普通で、人間よりも1℃以上高い。季節にかかわらず、湯たんぽを抱いて寝るようなもので、これではエアコンなどで室温を調整しても意味がない。

ネコの場合、早朝と夕方に最も活動的になる習性があるのも問題だ。まだ寝ていたい夜明けごろ、布団のなかでゴソゴソされて、起床したい時間よりも随分早く目が覚めることになりかねない。

動物は気まぐれなので、いまが何時なのかに関係なく、飼い主にちょっかいを出すこともあるのではないか。また、飼い主の寝返りで押しつぶされそうになったとき、急に攻撃的になるケースもありそうだ。

ペットをいかに愛らしく思っていても、同じ寝床では寝ないほうがいい。同じ部屋の別々の寝床で寝るのが、飼い主とペットの理想の寝方といえる。

健康のために毎日8時間は寝たい。でも、そうすると早死にする危険性あり！

1日に8時間寝ないと体に悪い。こう信じて、まるでノルマのようにして眠ろうとする人がいるようだ。

10代、20代のうちなら、無理なく8時間眠り続けることもできるだろう。しかし、中高年になったら、それほど長い時間、寝られるものではない。二度寝、三度寝で、無理やり睡眠時間を確保したら、その晩の寝つきが悪くなる。体内時計のリズムが狂って、睡眠の質が低下してしまうだろう。

加えて、じつは長時間の睡眠はかえって体に悪い。死亡リスクは7時間前後が最も少なく、それより睡眠時間が長くても短くてもリスクが高くなることがわかっている。毎日7時間眠る人よりも、睡眠時間をたっぷり8時間取る人のほうが早死にする可能性が高いのだ。寝れば寝るほど健康になれる、とは思わないようにしよう。

寝不足だから今日は早めに寝る。しかし頑張っても眠れないのでは？

仕事などが忙しくて、寝不足の日が続いた。あるいは寝つきが悪かったり、夜中に何度も起きたりで、最近、しっかり眠れていない。こういったとき、眠気を感じていなくても、いつもよりも早い時間に寝床に入り、睡眠時間を確保しようとする人がいる。多くの場合、その行動は無駄に終わるので、次からはもうやらないようにしよう。

時間によって、眠気には大きな変動がある。1日のなかで最も眠くならないのが、普段寝るときよりも2時間前から就寝直前までの時間帯なのだ。だいたい午後12時ごろに寝ている人が、急に10時、11時に寝ようとしても、眠気がまったく湧かないので、よっぽど疲れているとき以外は眠れそうもない。

睡眠不足気味でも、そう眠くないのなら、いつもと同じ時間に寝床に入ろう。睡眠時間が長くならなくても、ぐっすりと深い眠りに入り、睡眠の質は高くなるはずだ。

主な参考文献

- 『疲れない大百科』（工藤孝文／ワニブックス）
- 『「毎日疲れない」にいいこと超大全』（工藤孝文・監修／宝島社）
- 『ぐっすり眠る習慣』（白濱龍太郎／アスコム）
- 『眠トレ！』（三橋美穂／三笠書房）
- 『人はなぜ眠れないのか』（岡田尊司／幻冬舎）
- 『命を縮める「睡眠負債」を解消する』（白川修一郎／祥伝社）
- 『朝までぐっすり眠れる！不眠対策の名医陣が教える最新1分体操大全』（文響社）
- 『8時間睡眠のウソ。』（三島和夫・川端 裕人／日経BP社）
- 『疲れをとるなら帰りの電車で寝るのをやめなさい』（伊藤和弘・佐田節子／日経BP社）
- 『朝5時起きが習慣になる「5時間快眠法」』（坪田聡／ダイヤモンド社）
- 『睡眠学の権威が解き明かす眠りの新常識』（内山真／KADOKAWA）
- 『たった一晩で疲れをリセットする睡眠術』（石川泰弘／日本文芸社）
- 『隠れ疲労』（梶本修身／朝日新聞出版）
- 『不眠睡眠障害治療大全』（井上雄一・監修／講談社）
- 『濃縮睡眠メソッド』（松本美栄／かんき出版）
- 『頑張りすぎる人のための疲れない習慣』（上符正志・総監修／家の光協会）
- 『75歳までに身につけたいシニアのための7つの睡眠習慣』（遠藤拓郎／横浜タイガ出版）
- 『働く50代の快眠法則』（角谷リョウ／フォレスト出版）
- 『医者が教える疲れない人の脳』（有田 秀穂／三笠書房）
- 『パフォーマンスを劇的に変える！快眠習慣』（松本美栄／自由国民社）

●『ビジネスマンのための、いつも「ぐっすり」眠れる本』（岡本八大・著　白濱龍太郎・監修／明日香出版社）
●『Be Well 医師会からの健康だより VOL.87』（一般社団法人 京都府医師会）

主な参考論文

●「好みの音楽聴取が緊張・不安・疲労軽減に与える影響」（広島国際大学）

主な参考ホームページ

●厚生労働省…e ヘルスネット
●公益財団法人長寿科学振興財団…健康長寿ネット
●日本排尿機能学会／日本泌尿器科学会…夜間頻尿診療ガイドライン［第2版］
●日本人の食事摂取基準…たんぱく質必要量に対する不可欠アミノ酸の必要量（男女共通）
●ビール酒造組合…飲酒（ビール）の効用
●日本豆乳協会…なんでもわかる豆乳あるあるマップ
●日本経済新聞…毛布は羽毛布団の上か、下か？　正解は素材で使い分け／歯ぎしり、寝汗…潜む意外な原因「夜間低血糖」
●西日本新聞…室温2・5度上げれば頻尿4割減　産業医大などの調査で証明
●サライ…医師1000名に聞いた「眠る前に避けた方が良い飲み物とは？」
●Tarzan…朝食べて、夜快眠。トリプトファンが効く「睡眠食」レシピ
●DIME…覚えておきたい脳にとって「眠りやすい香り」と「覚醒を促す香り」とは
●介護ポストセブン…2分以内に寝つける！米軍が採用した究極の睡眠法「漸進的筋弛緩法」とは

・東洋経済ONLINE…「ペットと寝ていい?」睡眠の質に関する最新研究
・夜間頻尿.com…セルフケア 夕方の足上げ/骨盤底筋トレーニング
・三菱電機…3月18日は「春の睡眠の日」睡眠環境をアップグレードする〝正しい換気〟に注目
・グリコ…睡眠の質改善とGABA成分
・麻田製薬…睡眠の質を高めるチョコレートがある?GABAは実際どうなの?
・NISHIKAWA…愛犬や愛猫(ペット)と一緒に寝るのはOK?専門家がメリットとデメリットを解説
・WACOAL すやすや部…毎日を充実させる睡眠の法則
・タオルト…眠りとタオルのスペシャリストが提案する「蒸しタオルで快眠」!
・STUDY HACKER…短時間で「心」と「脳」の疲れがとれる。疲労回復に『クラシック音楽』が優れている医学的理由。
・LIFE HACKER…睡眠は改善できる。入眠を早める「認知シャッフル」のやり方
・コグラボ…認知シャッフル睡眠法とは?アプリを使った簡単なやり方を紹介!

本文デザイン／青木佐和子
編集協力／編集工房リテラ（田中浩之）

青春新書
PLAYBOOKS

人生を自由自在に活動《プレイ》する

人生の活動源として

いま要求される新しい気運は、最も現実的な生々しい時代に吐息する大衆の活力と活動源である。

文明はすべてを合理化し、自主的精神はますます衰退に瀕し、自由は奪われようとしている今日、プレイブックスに課せられた役割と必要は広く新鮮な願いとなろう。

いわゆる知識人にもとめる書物は数多く窺うまでもない。

本刊行は、在来の観念類型を打破し、謂わば現代生活の機能に即する潤滑油として、逞しい生命を吹込もうとするものである。

われわれの現状は、埃りと騒音に紛れ、雑踏に苛まれ、あくせく追われる仕事に、日々の不安は健全な精神生活を妨げる圧迫感となり、まさに現実はストレス症状を呈している。

プレイブックスは、それらすべてのうっ積を吹きとばし、自由闊達な活動力を培養し、勇気と自信を生みだす最も楽しいシリーズたらんことを、われわれは鋭意貫かんとするものである。

―創始者のことば―　小澤和一

青春新書 PLAYBOOKS

人生を自由自在に活動する——プレイブックス

「ボケない人」の習慣、ぜんぶ集めました。

工藤孝文［監修］ ホームライフ取材班［編］

物忘れや認知症、どうすればならないの？ 今日から始めたいコトばかり！

P-1212

辞書には載ってない!? 日本語

高村史司

隠語、業界用語、洒落言葉…つい人に話したくなる！ 言葉の意味と由来の数々

P-1213

人生を変える すごい出会いの法則

植西 聰

どんよりしていた人生から たった一歩で ワクワクの日々へ！

P-1214

「疲れない人」の習慣、ぜんぶ集めました。

工藤孝文［監修］ ホームライフ取材班［編］

すぐに疲れる… 疲れが取れない… 疲れていてもできるコトばかり！

P-1215

監修者紹介

工藤孝文

1983年福岡県生まれ。福岡大学医学部卒業後、アイルランド、オーストラリアへ留学。帰国後、大学病院、地域の基幹病院を経て、現在は、福岡県みやま市の工藤内科で地域医療を行っている。専門は、糖尿病・肥満症・漢方治療。「ガッテン!」(NHK)、「世界一受けたい授業」(日本テレビ)など、テレビ番組への出演・医療監修のほか、健康関連の著作も多い。日本内科学会・日本糖尿病学会・日本肥満学会・日本抗加齢医学会・日本東洋医学会・日本女性医学学会・日本高血圧学会・小児慢性疾病指定医。

「熟睡《じゅくすい》できる人《ひと》」の習慣《しゅうかん》、
ぜんぶ集《あつ》めました。

青春新書 PLAYBOOKS

2024年9月25日　第1刷
2024年10月30日　第2刷

監修者　工《く》藤《どう》孝《たか》文《ふみ》

編　者　ホームライフ取材班《しゅざいはん》

発行者　小澤源太郎

責任編集　株式会社プライム涌光

電話　編集部　03(3203)2850

発行所　東京都新宿区若松町12番1号 〒162-0056　株式会社青春出版社

電話　営業部　03(3207)1916　振替番号　00190-7-98602

印刷・三松堂　製本・フォーネット社

ISBN978-4-413-21216-8